PETITE BIBLIOTHÈQUE MÉDICALE
A **2** FR. LE VOLUME

LA PRATIQUE
DU MASSAGE

ACTION PHYSIOLOGIQUE
EMPLOI THÉRAPEUTIQUE

PAR

W. MURRELL

Professeur à Westminster Hospital,
Examinateur au Royal College of Physicians.

OUVRAGE TRADUIT PAR LE Dr O. JENNINGS

Avec une Introduction

PAR LE Dr DUJARDIN-BEAUMETZ

Membre de l'Académie de Médecine,
Médecin de l'hôpital Cochin.

Figures intercalées dans le texte.

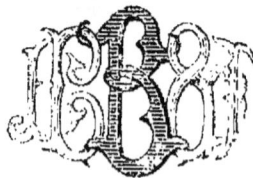

PARIS

LIBRAIRIE J.-B. BAILLIÈRE ET FILS

19, rue Hautefeuille, près du boulevard Saint-Germain.

1888

PETITE BIBLIOTHÈQUE MÉDICALE

LA

PRATIQUE DU MASSAGE

33

EMILE COLIN. — IMPRIMERIE DE LAGNY.

LA PRATIQUE
DU MASSAGE

ACTION PHYSIOLOGIQUE
EMPLOI THÉRAPEUTIQUE

PAR

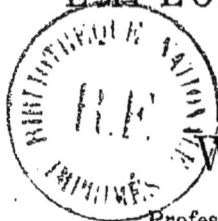

W. MURRELL

Professeur à Westminster Hospital,
Examinateur au Royal College of Physicians.

OUVRAGE TRADUIT PAR LE Dr O. JENNINGS

Avec une Introduction

PAR LE Dr DUJARDIN-BEAUMETZ

Membre de l'Académie de Médecine,
Médecin de l'hôpital Cochin.

Figures intercalées dans le texte.

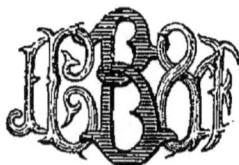

PARIS

LIBRAIRIE J.-B. BAILLIÈRE ET FILS

19, rue Hautefeuille, près du boulevard Saint-Germain.

1888

INTRODUCTION

La place que doit occuper l'hygiène dans la thérapeutique me paraît devoir être de plus en plus considérable et, dans les conférences que je fais depuis quelques années à l'hôpital Cochin, je m'efforce d'affirmer cette tendance, en montrant l'importance de cette hygiène thérapeutique.

Aussi ai-je accepté avec empressement la mission de présenter au public médical cette traduction du très intéressant travail de mon ami le docteur William Murrell sur le massage. Ce livre est un excellent résumé des divers travaux entrepris sur le massage et il met bien en lumière tout le parti que la thérapeutique peut tirer de ces manipulations.

Comme le signale le docteur Murrell dans son historique, la pratique du massage remonte à l'origine même de l'homme, c'est de même un mouvement instinctif qui fait que dès que l'on souffre, on frictionne les parties malades pour diminuer les douleurs qui s'y produisent. Aussi voyons-nous chez tous les peuples primitifs employer ces manipulations comme unique et seul remède.

Ceci nous explique pourquoi le massage a été abandonné pendant de longues années par les médecins qui ont laissé ce remède populaire entre les mains de médicastres ou d'empiriques plus ou moins grossiers. Aujourd'hui encore on n'admet pas que le médecin soit un bon masseur et dans nos villes et surtout dans nos campagnes, les pauvres comme les riches s'empressent de s'adresser au rebouteur.

Cette rénovation du massage ou plutôt l'entrée du massage ou des manipulations dans le domaine de la médecine proprement dite, on la doit surtout à Mezger et à ses élèves. Si l'école hollandaise a beaucoup fait pour cette rénovation et a recueilli et recueille encore aujourd'hui les fruits et les bénéfices de l'application médicale du massage, il faut reconnaître cependant que la France a été la première à entrer dans cette voie.

Sans parler du travail d'Elleaume paru en 1860, ni du mémoire de Rizet en 1862, je dois signaler l'ouvrage capital d'Estradère, intitulé *du Massage, son historique et ses manipulations*. Cet important mémoire qui constituait la thèse inaugurale d'Estradère soutenue en 1863, était le premier ouvrage qui parût dans la littérature française ou étrangère sur l'ensemble des manœuvres auxquelles on donne le nom de massage.

J'insiste sur cette date de 1863, car la thèse de

Mezger ne parut que cinq ans plus tard en 1868.
Mezger dit bien dans son travail qu'il a commencé
en 1860 à traiter à Amsterdam les entorses par le
massage. Mais je le répète, son mémoire ne parut
qu'en 1868 et encore ne porte-t-il que sur un
point très-limité des applications du massage,
comme l'indique son titre « *Die Behandlung van
Distorsio pedis met fricties*. Amsterdam, 1868 ».
Les traités didactiques du massage parus en
Allemagne sont de beaucoup postérieurs à l'apparition de l'ouvrage d'Estradère, puisque ceux de
Reibmayr et de Schreiber ne datent que de 1883.

Pourquoi la France, qui avait fait paraître le
premier traité de massage, n'a-t-elle pas gardé
sur ce point sa supériorité et a-t-elle laissé la
Hollande et l'Allemagne perfectionner le manuel
opératoire? Pourquoi a-t-elle abandonné les
recherches expérimentales démontrant l'utilité
du massage, je l'ignore ; peut-être beaucoup de
nos confrères ont pensé que c'était faire déchoir
la médecine que de s'occuper de pareilles manœuvres, et qu'il fallait les laisser entre les mains
des gens subalternes. Aujourd'hui cette erreur
est dissipée, malheureusement un peu tardive-
ment, aussi nous efforçons-nous de rattraper le
temps perdu. Le massage accepté par tous les
médecins devient même pour certains d'entre eux
l'objet unique de leurs travaux et d'ici peu nous
n'aurons rien à envier sur ce point aux nations
voisines.

L'ouvrage du docteur William Murrell aidera à
cette vulgarisation des pratiques du massage, pratiques des plus simples et qui sont d'autant mieux

exécutées que c'est le médecin lui-même qui les mettra en œuvre. Il faut donc que le praticien soit bien persuadé que dans la plupart des cas où la massothérapie est indiquée, il n'a pas besoin de recourir à des mains étrangères et qu'avec un peu de temps et un peu de patience il peut devenir un bon et un excellent masseur et ceci m'amène à cette question du masseur et de la masseuse qui constitue un des chapitres les plus intéressants du livre du docteur William Murrell.

Tout en reconnaissant que c'est le médecin ordinaire du malade qui doit pratiquer dans la plupart des cas le massage, je reconnais aussi qu'il est des cas où l'on est obligé de recourir à des personnes qui s'occupent spécialement de ce massage tout en ne possédant pas une éducation médicale complète et je veux ainsi désigner surtout les femmes qui ont des aptitudes toutes spéciales pour faire de bonnes masseuses.

Soit par question de pudeur ou de bienséance, bien des clientes ne voulant être massées que par des dames, soit parce que le médecin ne peut consacrer le temps voulu pour mettre en œuvre ces manipulations, soit par tout autre cause la question du masseur ou de la masseuse s'impose dans bien des cas, mais je le répète le plus ordinairement, le médecin ordinaire du malade ou de la malade, peut, quand il voudra s'en donner la peine, pratiquer le massage sans recourir à des mains étrangères.

Que certains de nos confrères qui se livrent spécialement à ces pratiques de massage y acquièrent une grande habileté, je suis prêt à le reconnaître et je crois que, dans les cas difficiles, il est bon d'avoir recours à leurs soins et à leurs conseils; mais lorsqu'il s'agit de maladies courantes où la massothérapie est indiquée, je pense qu'il est du devoir et du profit du médecin de faire lui-même ces manipulations et ces paroles s'adressent surtout aux médecins des campagnes et des petites villes.

Nos confrères qui s'occupent particulièrement du massage n'habitent que les grandes villes et à Paris même leur nombre est des plus restreints comparé surtout aux maladies si nombreuses dans lesquelles on retire un avantage de la massothérapie. Si donc le médecin veut faire disparaître dans nos campagnes et dans nos villes la concurrence si redoutable que lui fait le rebouteur, il doit se mettre à étudier la massothérapie et les manipulations qu'elle met en jeu. En peu de temps il deviendra habile en la matière; l'ouvrage du docteur Murrell lui sera à cet égard des plus utiles, car il y trouvera la description minutieuse et précise de tout ce qui a trait au manuel opératoire; aussi ne saurai-je trop lui en recommander la lecture.

Je ne veux pas terminer sans adresser mes félicitations à M. le Docteur Oscar Jennings, qui a mis tant de soin à traduire l'œuvre si intéressante de M. Willian Murrell.

12 janvier 1888.

DUJARDIN-BEAUMETZ.

PRATIQUE DU MASSAGE

ACTION PHYSIOLOGIQUE — EMPLOI THÉRAPEUTIQUE

CHAPITRE PREMIER

CONSIDÉRATIONS PRÉLIMINAIRES

Dans une conférence, j'ai parlé du massage, comme moyen thérapeutique. Cette question a attiré l'attention du public médical et j'ai reçu un grand nombre de lettres de médecins de différentes localités, me demandant des renseignements, et me priant de publier un travail plus complet sur ce nouveau moyen de traitement. J'accède avec beaucoup de plaisir à ce désir, d'autant plus que j'ai eu l'occasion, récemment, d'étudier à l'étranger bon nombre de cas de différentes maladies, traitées par cette méthode.

Bien des gens croient que le massage c'est tout simplement un genre de « *Frictions* » ou de

« *shampooing* », tandis que 'pour d'autres, l'idée
en est inséparable de l'emploi du bain turc. Les
malades se figurent souvent que pour faire un
traitement à l'aide du massage, il leur faudrait
abandonner toutes leurs occupations ordinaires,
se séparer de leurs amis, et se soumettre à l'in-
ternement ou à l'isolement. Il est curieux pour
le médecin de constater leur étonnement, lorsqu'ils sont détrompés. Il est une autre erreur
qui consiste à croire que tout le monde peut
« faire du massage » et que tout l'art peut être
acquis après quelques essais. Les aspirants masseurs sont souvent fort étonnés quand on leur
apprend qu'il faut à peu près deux ans pour faire
leur éducation complète, et que beaucoup de
personnes n'y parviendront jamais faute d'aptitudes personnelles, ou de connaissances générales, suffisamment étendues. Je vois tous les
jours des garde-malades et autres, qui se figurent
qu'ils savent masser, mais qui n'ont pas la plus
petite idée, même de la signification de ce terme.
Encore une autre erreur c'est de supposer que
chaque séance doit durer au moins une heure :
il est difficile de remonter aux sources de cette
idée absurde. Dans les pages suivantes, j'ai
cherché à donner un résumé concis des méthodes
de Mezger et Von Mosengeil (1) telles qu'on les
pratique en Hollande et en Allemagne, avec les
indications des maladies pour lesquelles on peut
les employer. Pour le frictionneur ignorant, le

(1) Von Mosengeil, *Uber Massage, deren Technik, Wirkung
und Indicationen. (Archiv fur klinische Chirurgie*, Berlin,
1876, Band. XIX).

massage guérit toutes les maladies ; mais, en vérité, les indications en sont restreintes. S'il est dirigé par un praticien habile, expérimenté dans ce mode de traitement, les résultats sont excellents : mais si on le laisse tomber entre les mains d'empiriques, il dégénère de suite en charlatanisme éhonté.

La première question qui s'impose est, naturellement, qu'est-ce que le massage? Je dirais volontiers que par « massage » nous entendons : un mode scientifique de traitement de certaines maladies, par la manipulation systématisée. Le mot est, je crois, d'origine arabe : *Mass* ou *Mass'h*, signifiant presser doucement, la racine sanscrite étant « *makch* ». Il est encore possible, cependant, que le mot nous vienne du grec « μάσσω » dont la signification exacte est « *toucher* » ou » *manier* » mais qu'on emploie vulgairement dans le sens de « *comprimer* ou *pétrir avec les mains* » comme pour travailler la pâte. C'est l'équivalent du latin « *pinso* » battre, pétrir, écraser. Le grec μασσειν se retrouve dans le latin « *massa* », substance pâteuse, comme le mastic ! Nous avons encore encore l'espagnol *mása*, pâte. Le massage n'est nullement un nouveau mode de traitement ; il est probable, comme le dit Billroth, que l'art qui embrasse les diverses manipulations, comprises aujourd'hui dans ce terme, est aussi vieux que la chirurgie elle-même.

CHAPITRE II

HISTORIQUE

Dans sa forme primitive, le massage était connu et des Grecs et des Romains, qui en faisaient usage surtout après le bain ; pratique qui sous le nom de « *shampooing* » est usitée chez les peuples de l'Orient. Après les luttes du cirque, on l'employait pour faire disparaître les contusions et les ecchymoses qui pouvaient en résulter, et pour rendre aux articulations meurtries et raidies, leur première souplesse. Homère nous raconte que les plus belles femmes se chargeaient d'oindre et de frictionner les héros pour les reposer et les remettre des fatigues et des ardeurs du combat. Tout le monde connaît l'histoire de l'empereur Adrien qui, voyant un jour un vieux guerrier se frotter contre le marbre, au bain public, l'arrêta et s'enquit de la raison. Le vétéran répliqua : « C'est parce que je n'ai pas un esclave pour me frictionner ». Là-dessus, l'Empereur, s'apitoyant sur sa condition, lui fit cadeau de deux esclaves et de l'argent nécessaire pour les entretenir. Le jour suivant, quand l'Empereur fit son entrée, une foule de vieillards commencèrent à se frotter contre les murs, espérant une pareille bonne fortune : mais l'Empereur, devinant leur intention, leur conseilla de se frictionner les uns les autres. Hippocrate dit : « Le » médecin doit posséder l'expérience de beau- » coup de choses et entre autres du massage : le » le mot restant le même, le résultat est loin de » l'être : le massage resserrera une articulation » trop lâche et relâchera une articulation trop » rigide (1) » et encore : « La friction peut resser- » rer ou relâcher, donner de la chair, amaigrir ; » une friction sèche resserre ; une friction molle » relâche ; une friction fréquente amaigrit ; une » friction modérée épaissit (2). » Celse aussi, conseille l'emploi de la friction pour faire disparaître des dépôts dans les tissus, et surtout pour soulager la douleur. Parmi les Chinois, il existe des allusions écrites au massage, qui datent de trois mille ans avant l'ère chrétienne, et la tradition orale remonte à une antiquité encore plus reculée. Le manuscrit chinois Kong-Fau, qui est de 3000 avant Jésus-Christ, paraît avoir contenu un exposé détaillé de ces manipulations. Le « *Larchuna* » des Perses, l'ἀνατριψις, des Grecs et le « *frictio* » des Latins, sont étroitement liés au massage par leur valeur et leur mode d'action. On trouvera des renseignements histori-

(1) Hippocrate, *Des articulations, OEuvres,* traduction Littré t. IV, p. 103.
(2) Hippocrate, *De l'officine du médecin, OEuvres,* traduction Littré, t. III, p. 323.

·ques précieux dans les œuvres d'Hippocrate, de
·Celse, deGalien, d'Oribase, de Cælius Aurélianus,
·et dans d'autres auteurs anciens et modernes. Lady
John Manners a fait de remarquables et savantes
·études sur l'historique de cette question (1). Bau-
·din (2) raconte que, parmi les sauvages, ceux qui ont
le plus d'autorité sont les *Mulgaradocks* ou charla-
tans-médecins. Le mulgaradock est regardé comme
possédant un pouvoir sur les éléments, soit pour
empêcher les vents et la pluie, soit pour déchaîner
des tempêtes contre ceux qui l'auraient offensé.
Pour calmer un orage, il se tient debout, en
plein air, étend les bras et secoue son manteau
de peau, gesticulant avec violence pendant longtemps. Pour opérer une guérison, il procède à
peu près de la même manière ; il fait cependant
un peu moins de bruit, exerce alors une sorte de
friction et frappe quelquefois le patient avec des
baguettes vertes, préalablement chauffées au
feu, s'arrêtant de temps à autre pour laisser
passer la douleur. Les Africains font de même ;
chez les Russes la flagellation et la friction se
pratiquent au moyen d'une poignée de verges.
Quand les patients sont à moitié cuits dans le
bain de vapeur, on leur fait des affusions avec
de l'eau froide, dont l'effet, selon eux, est très
revivifiant. Ensuite ils se roulent dans la neige
et se préparent ainsi à affronter impunément les
rigueurs du climat. Les peuples de la Sibérie et
de la Laponie se complaisent dans les mêmes

(1) *Nineteenth Century* de décembre 1886, et «*Queen*» de
février 1887.
(2) *Voyages en Nouvelle-Hollande.*

pratiques. Mon attention a été appelée sur un ouvrage curieux; intitulé : « *A Brief account of Mr. Valentine Greatrack's, (sic) and Divers of the strange Cures by him lately performed as written by himself in a letter addressed to the Honourable Robert Boyle, Esq.* », publié en 1666. Je l'ai parcouru avec soin, mais je ne puis admettre qu'il s'agit là d'un travail sur le massage.

Dans la *Gazette des Hopitaux,* 1839, j'ai trouvé un article intitulé « Le Massage employé dans l'île de Tonga ». Il y est dit que c'est l'habitude, quand un voyageur est fatigué, de le coucher et de lui faire subir différentes opérations, connues sous le nom de *toogi-toogi, mili* ou *fota.* La première consiste à frapper rapidement et légèrement avec le poing; la deuxième, à frictionner avec la paume de la main, tandis que par *fota* on entend la pression et le pétrissage des tissus entre le pouce et les doigts. Ces pratiques sont généralement faites par des femmes dressées spécialement : on combat ainsi la douleur et la fatigue et on procure de la sorte un bien-être agréable qui prédispose au sommeil. Quand c'est pour soulager la fatigue, les bras, les jambes sont seuls soumis au traitement ; mais quand il s'agit d'une douleur localisée, c'est à l'endroit même ou dans le voisinage que la méthode est appliquée. Dans la migraine, on soumet la peau des régions frontale et occipitale au *fota* et souvent on obtient un soulagement immédiat. Quelquefois quand la fatigue est très grande, on emploie de jeunes enfants pour piétiner tout le corps du patient. Le docteur N. B. Emerson donne une relation semblable du *lomi-lomi* des habitants des îles Sandwich. Il le décrit comme un mode agréable et salutaire de mouvement passif, et raconte que les Hawaïens le regardent comme un élément essentiel de l'hospitalité due à tout voyageur qu'on veut honorer. Nordoff dans son ouvrage intéressant sur la Californie septentrionale, l'Orégon et les îles Sandwich, dit que pour subir le lomi-lomi, il faut se déshabiller et se coucher sur une natte; moins on est vêtu, plus il est facile de pratiquer cette opération. « Il arrive alors un grand gaillard avec des » mains douces et musclées, mais à la poigne » solide. Commençant par la tête en descendant » sur le corps, il saisit et pétrit avec un art tout » spécial chaque muscle épuisé, travaillant et » pressant avec une patience infatigable, jus- » qu'à ce que, au bout d'une demi-heure, la » lassitude et l'abattement soient remplacés par » un repos réconfortant. Toute espèce de malaise » a disparu, l'esprit et le corps sont bercés dans » un sommeil, sain et réparateur ». Ce sont là des méthodes primitives et qui ne rappellent que de loin le massage comme nous le comprenons aujourd'hui.

Au commencement de ce siècle, il y a tout lieu de croire que le massage véritable était employé en France, mais on le pratiquait en secret, et les adeptes n'étaient que peu empressés à faire connaître leur méthode (1). C'est au docteur Mezger,

(1) Il existe dans le *Dictionnaire des sciences médicales* en 60 volumes, ouvrage trop peu connu, trop peu consulté aujourd'hui, un article sur le massage, signé Piorry. Après

d'Amsterdam, que nous devons une grande partie de ce que nous connaissons sur le massage
moderne (1).

Dans sa préface, il dit s'être occupé de cette
question depuis 1853, et avoir pratiqué la méthode en la modifiant depuis 1861. Je dirai ici
que Mezger n'a publié aucun travail complet : sa
réputation est due exclusivement à ses succès de
clientèle. Il n'est attaché à aucun hôpital et a
ᵐ .e refusé une chaire de professeur à l'Université d'Amsterdam.

C'est aux observation du professeur von Mosengeil que nous devons les notions exactes sur

avoir fait remarquer que le massage a existé de tout temps
et chez tous les peuples, l'auteur lui reconnaît une triple
manière d'agir : — 1º Sur la peau, où il produit une augmentation de l'exhalation habituelle à la surface et par conséquent une plus grande flexibilité : — 2º Sur les organes
de la locomotion, où il active la circulation du sang et
facilite le jeu des parties : — 3º Sur les surfaces articulaires et les parties molles qui les entourent, où il entretient
une souplesse naturelle. « L'influence de ce moyen (le mas-
» sage), dit l'auteur, sur les fonctions générales, mériterait
» peut-être d'être mieux étudiée... La théorie nous con-
» duirait sans doute à penser qu'il pourrait parfaitement
» convenir, dans les maladies qui ont leur siège dans les
« organes sur lesquels son influence est directe. Ainsi les
» dartres, l'éléphantiasis des Grecs et des Arabes, les diffé-
» rents engorgements chroniques de la peau et du tissu
» cellulaire sous-jacent, le rhumatisme chronique, les con-
» tractions spasmodiques des muscles, et peut-être le téta-
» nos, la paralysie qui n'a pas sa source dans une lésion
» cérébrale, la goutte, la faiblesse ou la raideur des articu-
» lations, la fausse ankylose, le rachitisme, pourraient non
» seulement être modifiés par le massage, mais encore être
» guéris, lorsque l'on choisirait pour son emploi des cir-
» constances opportunes. »   O. J.

(1) Thèse Mezger, 1868, *De Behandeling van Distorsio
pedis mit Fricties.*

la physiologie du massage. Des expériences sur
des lapins lui ont permis d'arriver à des conclusions scientifiques qui sont inattaquables.

Je mentionnerai, et encore en passant, des auto-
rités telles que Mezger, von Mosengeil (1), Reibmayr (2), Estradère, Norström, Ilias Gopadze,
Zabludovski (3), Berne (4), Benjamin Lee, et Douglas Graham. Dans ces derniers temps, les Russes
se sont beaucoup occupés de cette question.
J'ai à remercier M. le Dr Théod. Maxwell pour
avoir appelé mon attention sur plusieurs travaux intéressants, parus en langue russe.

Il existait jadis, en Angleterre, une forte pré-
vention contre l'emploi du massage. Mais ce pré-
jugé tend à disparaître ; il y a une dizaine
d'années, le massage reçut même, en Allemagne,
l'adhésion et l'appui de Billroth, d'Esmarch et
de Langenbeck.

Le massage, comme il a été déjà dit, est une
méthode scientifique de traitement au moyen
des manipulations systématisées. Les muscles
isolés ou des groupes de muscles sont pris sépa-

---

(1) Von Mosengeil, *Uber Massage, deren Technik, Wirkung
und Indicationen. (Archiv fur klinische Chirurgie*, Berlin,
1876, Band XIX, p. 428, 591.)

(2) Reibmayr, *Le massage par le médecin*, physiologie,
manuel opératoire, indications, ouvrage rédigé par Petit,
Paris, 1885, Coccoz.

(3) Zabludowski, *Thérapeutique par le massage (Berliner
klinische Wochenschrift*, 28 juin 1886).

(4) Berne, *Recherches sur les modifications de la tempéra-
ture locale sous l'influence du massage. (Journ. de méd. de
Paris*, 1886. — *Du traitement de la constipation par le mas-
sage abdominal. (Journ. de méd. de Paris*, 2 janv. 1887). —
*Traitement des périarthrites scapulo-humérales par le massage
(Union méd.*, juillet, 1887.)

rément et soumis à des stimulations mécaniques.
Les mouvements doivent être faits dans la direction des fibres musculaires, et les extrémités des
doigts, portés dans les interstices, afin d'activer la
circulation de la lymphe et d'augmenter les
échanges vitaux des tissus. On devrait, en outre,
faire l'excitation mécanique des différents points
moteurs, afin d'obtenir une contraction musculaire par la stimulation transmise par les nerfs.
Les manipulations sont opérées systématiquement
dans un ordre et dans un but défini. Pour le « frictionneur médical », ces conditions si essentielles
sont absolument méconnues. L'opérateur frotte
et pétrit le patient, sans égard pour la disposition
anatomique des parties et le plus souvent sans
objet arrêté.

Pour le massage, des connaissances anatomiques sont indispensables, tandis que pour frictionner et faire du shampooing, la force physique
et la solidité de la poigne, jointes à une certaine
habileté, sont seules nécessaires. Le shampooing
est très utile, à sa manière ; mais il n'est pas le
massage et ne peut le remplacer.

Il y a autant de différence entre le massage et
le shampooing qu'entre l'éxécution d'un morceau
difficile sur le piano, et celle de quelques accords
discordants.

Le traitement de la neurasthénie et de l'hystérie de Weir Mitchell (1) est une combinaison
de l'isolement, du repos, de l'électricité, de la

(1) Weir Mitchell, *Du traitement méthodique de la neurasthénie et de quelques formes d'hystérie*, traduit de l'anglais
par le Dr Oscar Jennings, Paris, O. Berthier, 1883.

suralimentation et du massage, ce dernier mot étant compris, non dans le sens exact du terme, mais comme synonyme de « friction ». Le système du Dr Playfair est identique à celui de Weir Mitchell, et s'applique dans le même genre de maladies. Le Dr Playfair nous dit que le massage tel qu'il l'emploie, n'est « qu'un moyen détourné de faire bénéficier les malades d'un service qu'ils ne sont pas en état d'accomplir. » Dans une communication récente, parue dans *The Lancet*, il nous dit qu'il n'a jamais vu pratiquer le vrai massage et se soucie peu du manuel opératoire.

La méthode de Zander n'a rien du massage : on cherche, dans ce système, à guérir les maladies, par des exercices mécaniques, au moyen de machines de construction plus ou moins compliquée.

Il y a quelques années, avant de connaître le massage, j'adressais assez souvent des malades à l'établissement Zander, et j'avais lieu d'être satisfait des résulats de ce traitement. Un de mes cas mérite une mention particulière ; un élève d'un de nos grands lycées, comme résultat d'une nourriture trop succulente, et de boissons trop généreuses, et d'une vie trop sédentaire, eut un accès de goutte, Après la disparition des symptômes aigus, je le fis travailler avec les machines Zander et j'obtins une guérison rapide. Un enfant de douze ans, qui avait été atteint, quelques années auparavant, de paralysie infantile, eut aussi une amélioration très appréciable. Pour le choix des machines, et pour d'autres questions de technique, l'expérience du médecin de l'établissement m'a été très utile.

En Angleterre, le travail artistique, par excitation de muscle isolé ou d'un groupe de muscles, n'est pas apprécié, et les points moteurs sont des quantités inconnues. Tout naturellement, les effets, les résultats du traitement ne sont pas les mêmes. Mais les malades ne s'en aperçoivent que trop tard, quand le mal est fait.

CHAPITRE III

MANUEL OPÉRATOIRE DU MASSAGE

Pour ce qui concerne le mode d'application du massage, il faut savoir qu'il y a différents genres de massage, ou plutôt je dirais que le massage comprend plusieurs modes d'application distincte. Comme le dit un auteur bien connu, « tous les » massages sont des manipulations, tandis que » toutes les manipulations ne sont pas des mas- » sages. » Massage est un nom générique qui comprend plusieurs espèces. Les termes employés pour décrire les différentes variétés de massage, sont tirés du français : ils sont également usités en Angleterre et en Allemagne. Ils remontent à l'époque assez lointaine où le massage était pratiqué en France. Nous commencerons par décrire l'*effleurage*. C'est un mouvement de frôlement, fait avec la paume de la main, passant avec un degré variable de force sur la surface suivant une direction centripète (fig. 1). On le pratique encore soit avec les doigts (fig. 2) soit avec le pouce seul. L'effleurage, en

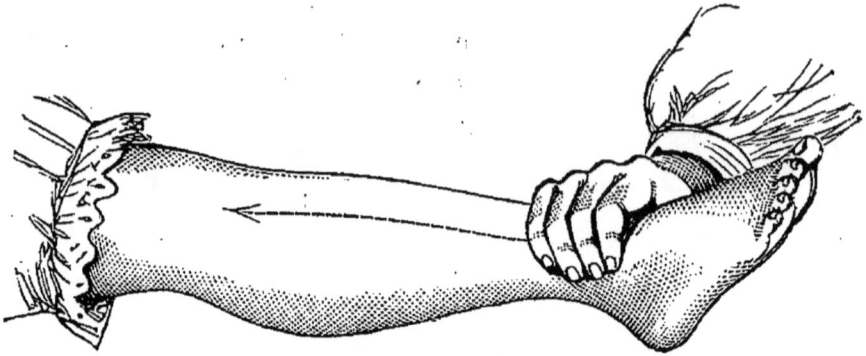

Fig. 1. — Fait voir la manière d'opérer pour faire de l'effleurage. La jambe est tenue fermement par les doigts
étendus et le pouce, au-dessus de la cheville. La main est
portée ensuite rapidement et fermement vers le genou.
On lâche prise alors et l'on recommence le mouvement.

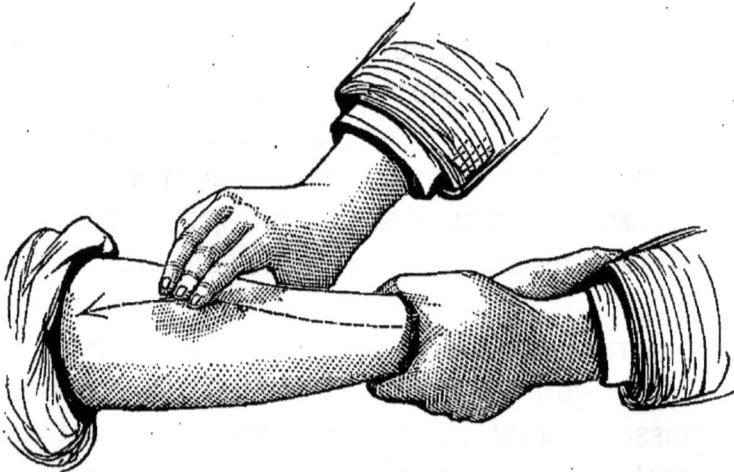

Fig. 2. — Autre méthode d'effleurage, les doigts seuls étant
employés. Le bras est tenu au poignet par la main gauche
de l'opérateur, tandis que les doigts de la main droite
sont portés rapidement vers le coude, en ayant soin de
rester autant que possible dans les espaces intermuscu-
laires.

lui-même (fig. 3) n'est pas d'une très grande
efficacité, mais associé, de diverses manières
avec les autres modes de massage, que nous

allons décrire, il peut donner de bons résultats.
Il est essentiel que le mouvement soit fait, autant que possible, dans le sens des fibres musculaires : il ne doit jamais dégénérer en vulgaire
friction. Chaque temps doit commencer et se
terminer par un effleurage fait rapidement et
quelquefois vigoureusement.

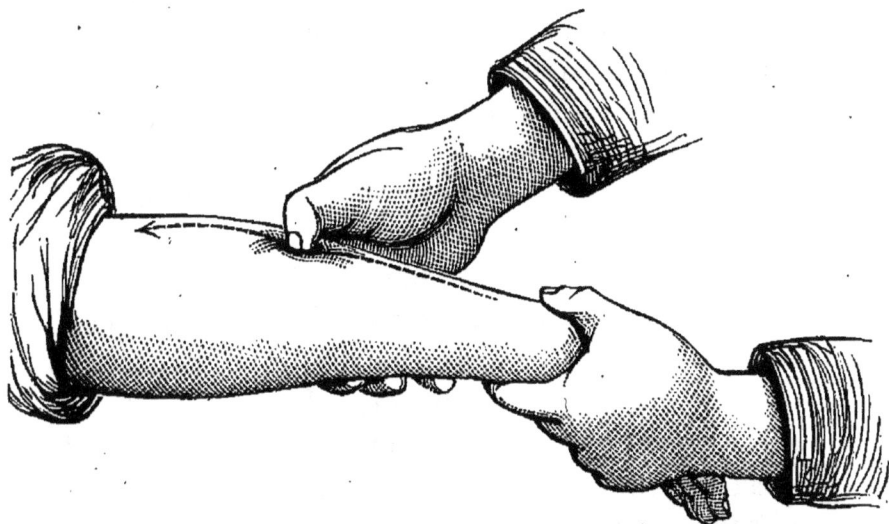

Fig. 3. — L'effleurage avec le pouce seul, qui est porté de
bas en haut et en même temps appuyé perpendiculairement entre les muscles, afin de stimuler la circulation
locale et de faire disparaître les épanchements et les ex-
sudations.

Norström dit : « Il faut toujours commencer
vers la périphérie et glisser dans une direction
centrale. Avant que la main droite ait tout à
fait terminé son mouvement, on le recommence
avec la gauche en partant du même point. L'effleurage sera d'ailleurs modifié suivant la région;
il serait impossible d'employer la paume de la

main pour une jointure phalangienne par exemple » (1).

Pour les tissus profonds on peut employer le
poing fermé, au lieu de la paume. Beuster, de
Berlin, décrit l'effleurage comme un frôlement
doux et lent, fait avec la paume de la main, suivant une direction centripète, le long des veines
et des lymphatiques, et avec une pression variable afin de provoquer des mouvements péristaltiques, passifs.

Jacoby dit : « La surface palmaire des extrémi-
» tés des doigts ou de la main entière, ayant été
» appliquée au delà du point malade, on ramène
» la main suivant une direction centripète, en
» deçà de cette partie. Quand elle a exécuté ce
» mouvement, on recommence de la même façon
» avec l'autre. Pendant ce temps la première
» main est revenue au point de départ et est
» prête à recommencer quand le 2ᵉ mouvement
» est terminé. On répète cette manœuvre d'une
» façon régulière. La durée de chaque frôle-
» ment varie beaucoup. Aussi les frôlements se
» succèdent avec plus ou moins de rapidité.

Vient ensuite le *pétrissage* (fig. 4), beaucoup
plus important et nullement facile à apprendre.
C'est par ce procédé que, avant tout, comme l'a
fait observer Lee, de Philadelphie, nous agissons
sur la circulation des parties profondes, et nous
modifions le processus des échanges vitaux.
« C'est un excitant puissant de la circulation
» capillaire ; un stimulant de la sécrétion, et il

(1) Norström, *Traité théorique et pratique du massage*,
méthode de Mezger en particulier, 1884.

» réveille l'énergie nerveuse endormie. » Il
consiste essentiellement à saisir une portion de
muscle ou de tout autre tissu entre les mains,
ou entre les doigts d'une seule main, et à la sou-

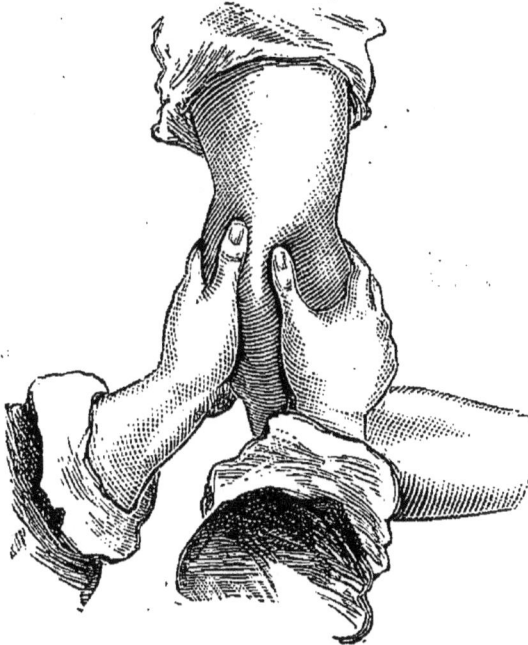

Fig. 4. — Pétrissage des muscles du bras avec mouvements
de ballottement.

mettre à une pression ferme, la roulant en même
temps entre les doigts et les tissus sous-jacents.
Les mains doivent se mouvoir simultanément et
dans des directions opposées. Il faut observer
que le pouce et les doigts soient largement écartés
et que le muscle soit soulevé entièrement entre
les doigts pour être fermement pressé et roulé.
Le mouvement est fait de bas en haut et les parties sont comprimées comme pour exprimer le

contenu d'une saucisse. Le professeur von Mosengeil insiste avec ses élèves, sur la nécessité
de « monter l'escalier », c'est-à-dire de remonter
des extrémités vers le corps. La peau doit se
mouvoir avec les mains ; autrement, l'opération
est douloureuse. Quand une main s'arrête l'autre
reprend, de sorte que tous les tissus sont soumis
à l'action : il est important de procéder d'une
manière uniforme et de ne pas sauter d'un endroit à un autre. Pour bien opérer, il est essentiel de connaître la topopraphie des muscles
superficiels, et de se tenir exactement dans les
interstices. On ne peut pas faire du pétrissage
des tissus résistants, comme les os. On verra
néanmoins souvent les frictionneurs essayant
de pétrir la crête du tibia, croyant saisir un
muscle.

Le docteur Léon Petit, parlant du pétrissage,
s'exprime ainsi : « Cette manipulation consiste à
» pressurer, à comprimer, à écraser les tissus sur
» lesquels on veut agir. »

On saisit à deux mains les parties qu'on veut
pétrir, et on leur imprime un mouvement d'os-
cillation portant, tantôt sur un seul point, tantôt
sur toute une partie du corps. On comprend que
cette manipulation n'est possible qu'à la condition de pouvoir bien embrasser dans la main
l'épaisseur des tissus pour les isoler des parties
voisines. Le pétrissage sera donc applicable surtout aux masses musculaires des membres, de
la nuque, des lombes, etc. Le procédé le plus
simple consiste à saisir entre les doigts d'une
seule main un muscle, par exemple, ou un groupe

de muscles, à l'écarter de sa place, et à le laisser ensuite y revenir par son élasticité naturelle ; pendant que le tiraillement s'exécute, les doigts serrent vigoureusement les tissus, exercent sur eux une sorte de malaxation analogue au procédé employé pour rendre une pâte homogène. Quand il s'agit d'un groupe musculaire volumineux, on l'empoigne à deux mains et on le comprime dans tous les sens, *comme si on voulait exprimer une éponge qui s'imbiberait sans cesse.* Tout en pressurant les muscles, on peut leur imprimer un mouvement de rotation autour de l'axe du membre ; on ajoute ainsi à l'action de la pression celle de la torsion et du tiraillement, qui sont le complément indispensable d'un pétrissage complet.

Un autre procédé de pétrissage, qui, bien que moins efficace, peut néanmoins être utile dans certains cas, consiste à rouler entre les paumes des mains les muscles ; pour cela les mains placées parallèlement, ou perpendiculairement à l'axe et sur deux faces opposées du membre, sont animées d'un mouvement très rapide de va-et-vient, comme lorsque l'on se frotte les mains pour les réchauffer. Ici la pression n'agit que secondairement ; les résultats produits sont dus surtout aux tiraillements et aux torsions rapides et répétées des muscles, nerfs, aponévroses, etc., produits par le mouvement de rotation. Quand le pétrissage doit porter sur un point limité et en même temps peu profond, par exemple un kyste tendineux du poignet, on emploie l'extrémité des deux pouces opposés l'un à l'autre après avoir eu soin de bien raser les ongles. Le tendon est serré, comprimé, pétri entre ces deux doigts agissant alors comme les deux mains dans les cas précédents.

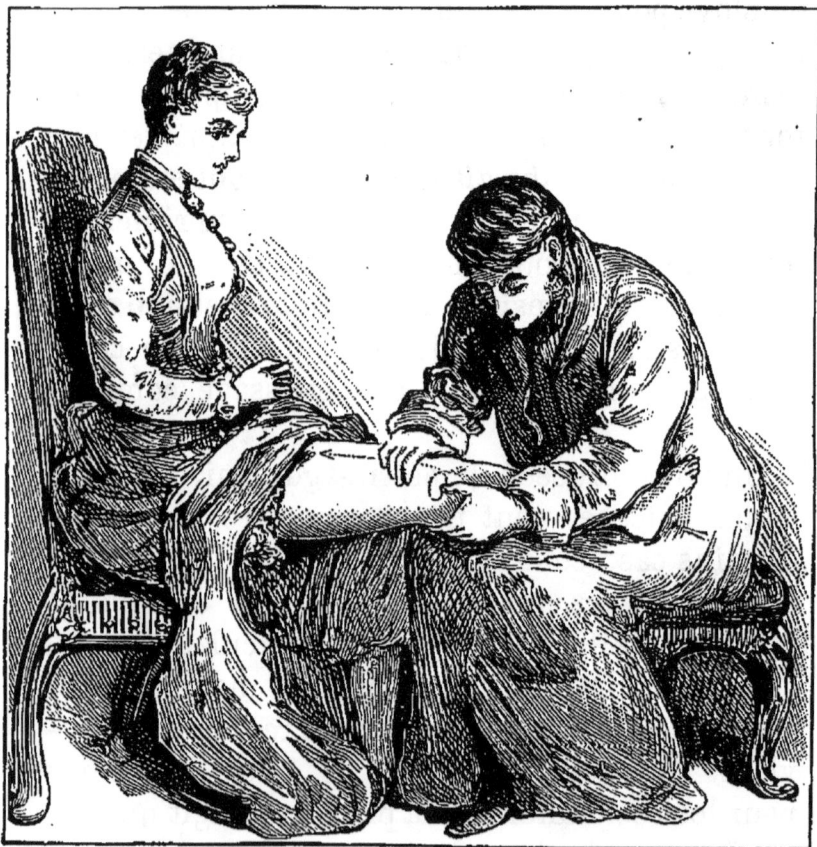

Fig. 4. — Massage à frictions.

Le procédé suivant est la *friction* ou le *massage à frictions*, qui se fait avec les extrémités des doigts et qui est employé surtout dans le traitement des affections articulaires (fig. 4). C'est un mouvement complexe comprenant deux pro-

cédés distincts : une des mains repose par sa face
palmaire sur le membre et frotte de bas en haut,
comme pour l'effleurage ; en même temps, la seconde main reposant sur la jointure même, fait
d'autres frictions circulaires énergiques ; il y a
en réalité deux mouvements, le 1er vertical et
centripète, le 2e rotatoire. Chaque main exécute
en effet une manipulation spéciale, l'extrémité
des doigts jouant le principal rôle. Beuster dit :
« Les extrémités des doigts d'une main faisant
» un angle droit avec l'axe du membre, font des
» frictions transversales, en forme d'ellipses
» allongées, tandis que les doigts de l'autre main
» font des frottements parallèles à l'axe du mem-
» bre. »

Le mot *friction* n'est pas bien choisi ; car ce
procédé n'a rien de ce que nous entendons généralement par la friction : il est toujours associé à
l'effleurage et doit être opéré avec vitesse et facilité, sans quoi il est à peu près inutile. On
l'emploie non seulement pour le traitement,
mais aussi comme moyen de diagnostic.

Voici le procédé de Mezger :

Une des mains repose par sa face palmaire sur
le membre et frotte de bas en haut comme par
l'effleurage ; en même temps, la seconde main reposant fait sur la jointure d'autres frictions circulaires énergiques. Il y a en réalité deux
mouvements, le premier vertical et centripète,
le second rotatoire. C'est une manœuvre com-
binée qu'on doit exécuter avec les deux mains,
dit von Mosengeil.

L'extrémité des doigts, surtout celle de l'index, joue le principal rôle. Il constate en effet qu'il a souvent rencontré des médecins dans l'impossibilité d'accomplir ce mouvement.

Chaque main exécute en effet une manipulation spéciale ; la coordination des mouvements se fait ordinairement de telle sorte qu'en conservant la plus grande symétrie dans l'action, les deux mains, font des mouvements égaux dans les temps qui varient ; elles s'habituent mal à des rythmes différents et à des directions opposées.

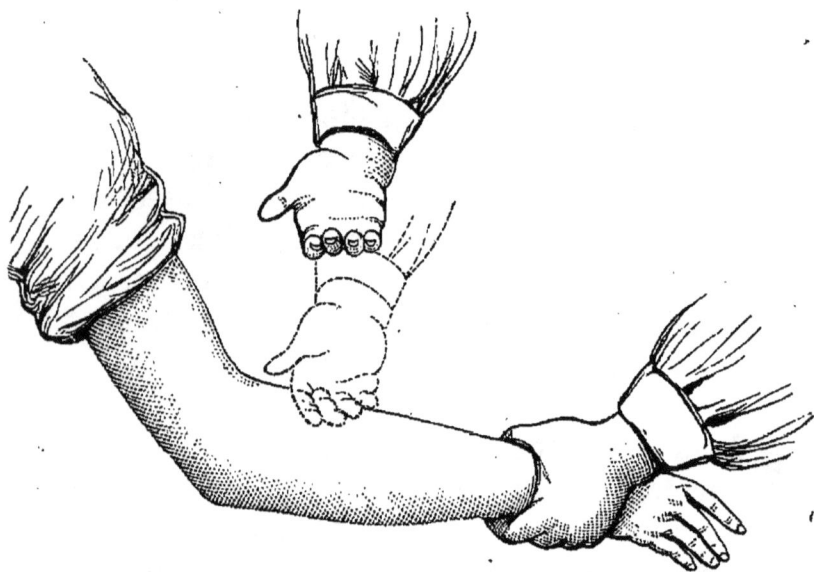

Fig. 5. — Les muscles étant frappés légèrement et rapidement par la surface dorsale des doigts de la main fléchis, afin de provoquer des contractions.

Le *Tapotement* (fig. 5) est une sorte de percussion qui se fait soit avec les extrémités des doigts, soit avec leur face palmaire (tapotement de

Laisné), soit avec les paumes des mains, soit avec la face dorsale de la main à demi fermée, soit avec le bord radial et cubital de la main (hachures, *hackungen* de Neumann), soit enfin avec la main fléchie pour former, quand le contact se fait avec la surface du corps, un coussin à air. Norström dit : « Le tapotement se fait à main ouverte et à poing fermé. Parfois, les mains sont excavées en bateau, comme quand on veut produire une explosion factice par leur choc. Il reste, entre la partie intéressée et la face de la main, une couche d'air plus ou moins épaisse ; c'est le tapotement à air comprimé qui s'adresse aux extrémités nerveuses ; il est à la fois excitant et anesthésique, le tout dépend de l'énergie et de la durée qu'on lui donne. Si l'on veut réagir sur des parties profondes, il faut faire avec les deux mains le tapotement à poing fermé. »

Léon Petit ajoute : « Cette manipulation que son nom seul suffit à définir, se pratique avec la face palmaire de la main, avec son bord cubital, avec un seul doigt ou plusieurs doigts accolés, avec le poing, avec les surfaces dorsales des deux dernières phalanges. Il n'est pas nécessaire de déployer beaucoup de force ; les mouvements doivent se passer exclusivement dans l'articulation du poignet, ils doivent être très souples ; en un mot, le mouvement du masseur qui tapote est celui du médecin qui percute avec cette différence que, dans le premier cas, les mouvements doivent être beaucoup plus rapides. »

Dans les cas exceptionnels, le tapotement se fait

indirectement, au moyen d'un coussin de plumes de cygne, légèrement tassées.

Il est rare, cependant, qu'on y ait recours. Quelquefois, on fait de la compression digitale, sur les points moteurs ou sur les grands troncs nerveux, le médian, le cubital, le poplité interne ou le sus-orbitaire, par exemple : on en obtiendra de bons résultats pour le soulagement de la douleur.

Il est de toute importance, lorsque le médecin ne pratique pas lui-même la manipulation que les prescriptions données au masseur soient bien précises. Les indications que donne le docteur Estradère sont utiles.

Dans certaines circonstances, il importe au médecin, dans la formule qu'il livre au masseur, d'insister davantage sur tel ou tel ordre de manipulations, car dans un cas donné, ce sera sur les pressions et les frictions qu'il faudra insister plutôt que sur la percussion et les mouvements ; d'autre fois, ce sera sur tel ou tel organe, sur telle ou telle autre partie du corps que l'on désirera que les effets du massage se fassent sentir plus particulièrement. Il sera donc nécessaire, suivant l'une ou l'autre de ces considérations, que le médecin indique dans sa prescription l'organe qui doit être massé spécialement ou bien la région du corps sur laquelle le masseur doit manœuvrer plus longtemps. Il désignera aussi le genre de manœuvres que l'on doit exécuter avec plus de soin et de persistance (1).

---

(1) Estradère, *Du massage,* 2e édit., Paris, 1884, p. 111.

On trouve dans divers ouvrages des indications détaillées pour le massage des différentes parties du corps.

Je ne pense pas ces indications nécessaires, car ces manipulations sont simplement l'application des principaux mouvements déjà décrits. Toutefois, je crois être utile en décrivant quelques méthodes, commençant par celle du docteur Gerst pour le massage du cou.

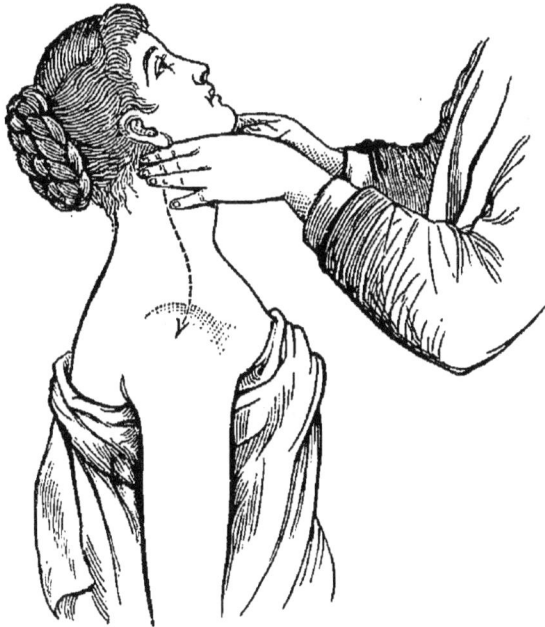

Fig. 6. — Massage du cou d'après la méthode de Gerst. La tête est bien rejetée en arrière et l'effleurage est dirigé de haut en bas, les mains étant portées du lobule de l'oreille à l'oreille.

Massage du cou (Gerst). — (fig. 6).

« Le patient, la poitrine découverte, la tête renversée en arrière, les épaules tombantes, est

placé debout en face du masseur. Cette position,
outre qu'elle est la moins fatigante pour l'opérateur, a l'avantage d'allonger le cou, et par suite,
d'augmenter le champ d'action. On engage le malade à garder l'immobilité, et à respirer naturelle-
lement. Cette dernière recommandation est très
importante ; en effet, au début, le sujet porte
toute son attention sur les manœuvres auxquelles
il est soumis, et retient sa respiration ou ne res-
pire que d'une façon incomplète et irrégulière. Il
en résulte un ralentissement de la circulation
veineuse qui contrarie l'action du massage. Ces
précautions une fois prises, on commence les
frictions, qui peuvent se décomposer en trois
temps :

1° Les deux mains, en supination, sont placées
sur le cou à droite et à gauche, la face palmaire
regardant en haut, le bord cubital appliqué seul
sur la peau dans une position telle que le petit
doigt et l'extrémité de l'annulaire correspondent
à l'apophyse mastoïde, et l'éminence hypothénar au sillon situé sous la branche horizontale
du maxillaire inférieur. On glisse alors de chaque
côté le bord cubital des mains en avant et en bas
sur la partie supérieure du cou.

2° Pendant ce mouvement, la paume de chaque
main fait un quart de tour sur son axe, de telle
sorte que son bord radial s'applique au point que
le bord cubital vient de quitter. A ce moment,
toute la face palmaire est en contact avec le cou
et sert aux frictions. Il faut éviter soigneusement
la compression de la jugulaire avec le pouce et
l'éminence thénar, ainsi que celle des cornes de

l'os hyoïde qui provoque la douleur et les quintes
de toux. Chaque main doit agir sur les côtés du
larynx sans exercer aucune friction sur cet
organe. On doit éviter également de comprimer
avec les doigts les vaisseaux lymphatiques et
sanguins situés sur les faces latérales du cou.

3° Arrivée à la clavicule, chaque main continue son mouvement de descente en exécutant un
second quart de tour qui la met en pronation.
Le bord radial est seul employé à la fin de ce
temps.

La *Méthode d'Hoeffinger* présente quelques parti-
cularités. Ce praticien place son malade sur une
chaise élevée, la tête légèrement renversée, le
cou, la nuque, la partie supérieure du thorax
dépouillés de tout vêtement, puis se tenant debout
derrière lui, il applique ses deux mains sous la
mâchoire, les pouces formant points d'appui sur
la nuque. Les frictions douces et régulières dirigées de haut en bas et de dedans en dehors par rapport à l'axe du patient se succèdent avec rapidité sans aucune pression ; tous les mouvements
souples et légers doivent se passer dans les articulations du coude et de l'épaule. Cette méthode,
outre qu'elle permet d'éviter la compression du
larynx, a l'avantage de n'être fatigante ni pour le
médecin ni pour le malade, et de permettre à ce
dernier, qui n'a pas l'opérateur devant ses yeux
de respirer plus régulièrement.

Massage de l'abdomen (Laisné). — « On placera
les mains de chaque côté de l'abdomen, puis
on fera une double friction assez énergique,
mais non violente, avec les deux mains, en

les faisant agir en sens inverse, c'est-à-dire, quelle que soit la promptitude de leurs mouvements, il y en aura toujours une qui descendra pendant que l'autre montera, de manière à appuyer un peu plus sur les éminences thénar et hypothénar, et sans aller plus haut que le côlon transverse et pas plus haut que l'ilion... Lorsqu'on arrivera vers le cœcum, on suivra avec le gros de la main le côlon ascendant et le côlon transverse, puis enfin le côlon descendant, et on recommencera deux ou trois fois de suite cette même opération. »

Cette méthode, bien que simple en théorie, n'est pas des plus faciles à mettre en pratique.

Beaucoup de médecins en préfèrent une, beaucoup plus simple, que décrit Léon Petit et qui consiste en quatre manipulations successives dont voici l'énumération.

Première manipulation : Elle consiste en frictions circulaires autour de l'ombilic comme centre avec les trois doigts du milieu de la main droite. Le pouce posé latéralement sert de point d'appui. Les mouvements doivent se passer surtout dans les articulations des doigts avec la main. Pour augmenter l'énergie de cette manipulation, on peut agrandir le rayon des cercles décrits et exercer avec les extrémités des doigts des pressions intermittentes.

Deuxième manipulation : Les doigts restent passifs, les mouvements circulaires sont décrits par la paume de la main, qui doit être en extension forcée de façon à former presque un angle droit avec l'avant-bras. La pression est faite uniquement par le talon de la main, les doigts suivent le mouvement sans appuyer.

Troisième manipulation : La main droite est posée à plat sur la région inguinale droite, les doigts dirigés vers la cuisse ; la main gauche appuie sur les premières phalanges de la droite. Les deux mains sont ainsi promenées sur le trajet du cœcum, de bas en haut et de dedans en dehors, et ramenées à leur point de départ en passant par l'ombilic, sans exercer aucune pression pendant ce mouvement de retour. Dans cette manipulation la main gauche sert à renforcer les pressions et à plaquer les doigts de la main droite de façon que tenus à plat le plus possible ils puissent agir par toute leur face palmaire.

Quatrième manipulation : Analogue à la précédente, elle suit le trajet du côlon descendant et de l'S iliaque. Les doigts de la main droite sont dirigés en haut vers la rate, le mouvement exécuté de haut en bas et de dehors en dedans. Pour diminuer le plus possible les contractions des parois abdominales, il faut relever le haut du corps, faire fléchir les jambes sur les cuisses et les cuisses sur le bassin, en rapprochant les talons des fesses, et engager le patient à respirer largement. (Léon Petit.)

Le docteur Rubens-Hirschberg (d'Odessa) vient de faire connaître les résultats qu'il a obtenus dans le service du docteur Dujardin-Beaumetz à l'hôpital Cochin.

Manuel opératoire. — Pour que le massage soit bien supporté, il ne faut pas l'appliquer avant deux heures après le repas. Or, souvent on est

obligé de masser déjà une heure après le repas,
pour faire disparaître diverses sensations pénibles qu'éprouvent les personnes atteintes de ma-
dies de l'estomac pendant la digestion. Chez
les dilatés, on fera bien de masser le plus tard
possible après le repas : deux à trois heures
après une nourriture liquide et quatre à cinq
heures après une nourriture solide.

Le malade est couché sur un lit, la tête et la
partie supérieure du corps soulevées, les cuisses
fléchies. On l'engage à respirer largement, la
bouche ouverte. Le médecin se met du côté droit
du malade ; ses mains sont enduites de vaseline.

La règle générale dans tout massage est de ne
pas surprendre le malade par des mouvements
et des pressions fortes et brusques. Elle est surtout applicable dans le massage de l'estomac.
C'est pourquoi les manipulations que nous allons
décrire doivent être commencées doucement. On
les augmente graduellement. On arrive ainsi à
produire des pressions assez fortes, sans que le
malade s'en aperçoive, ou accuse quelque douleur violente. Tout massage de n'importe quelle
région de l'abdomen est composé de deux parties.

1° Massage des muscles de l'abdomen ;

2° Massage des organes de la cavité abdomi-
nale.

C'est surtout chez les femmes qui ont eu des
enfants qu'on trouve les muscles abdominaux
minces et flasques. Il est même probable que
cette flaccidité des parois abdominales est d'une
importance étiologique pour la dilatation de l'estomac qu'on trouve chez ces femmes.

On commence par le massage des muscles abdominaux : effleurage d'un côté de l'abdomen à l'autre, pour agir sur les muscles obliques ; effleurage de haut en bas dans les parties médianes de l'abdomen, pour agir sur les muscles droits. Après avoir exécuté ces mouvements pendant cinq minutes et après avoir haché légèrement les muscles dans une direction perpendiculaire à la direction de leurs fibres, on commence le massage à l'estomac proprement dit.

Ayant déterminé par la percussion et par les limites du clapotement la ligne inférieure de l'estomac, on produit par la paume d'une ou des deux mains des pressions d'abord légères, puis de plus en plus fortes, en les dirigeant de la partie inférieure et gauche de l'estomac vers le pylore. Puis, en appuyant la pulpe des doigts écartés sur la limite inférieure et gauche de l'estomac, on produit une pression légère en dirigeant les doigts vers la région du pylore. Ces pressions, comme les précédentes, doivent être d'abord très faibles et augmenter progressivement. C'est une espèce de « kammgriff », et dans le cas où les parois abdominales sont minces, on peut remarquer que ces mouvements provoquent de très fortes contractions de l'estomac. On exécute les pressions et le « kammgriff » pendant cinq à huit minutes et puis on fait du pétrissage et des malaxations de l'estomac. En enfonçant les doigts le plus profondément possible, on cherche à pétrir lentement et légèrement les parties saisies en dirigeant les mains d'en bas et de gauche en haut et à droite

Il est évident que cette manipulation ne peut être exécutée que dans les cas où les muscles sont absolument relâchés. Or, il arrive souvent que les malades, malgré tous les efforts, ne peuvent relâcher leurs muscles abdominaux. Dans ces cas, on fera bien d'abandonner le pétrissage : on se fatiguerait en vain les doigts, on ferait mal au malade et on n'obtiendrait rien. Nous préférons alors remplacer le pétrissage par des hachures de force moyenne sur la région stomacale de l'abdomen. Mais pour les cas dans lesquels le pétrissage est possible, on fera bien de ne pas hacher. Ces mouvements sont douloureux et sont mal supportés par le malade.

On finit le massage de l'estomac par des mouvements de tremble de Georgi. Dans ce but, la main est appliquée sur la partie inférieure ou gauche de l'estomac, où elle produit des pressions légères brusques et intermittentes.

Nous avons l'habitude de finir la séance par un massage des intestins d'une durée de dix minutes, d'après les règles de Reibmayr. Toute la séance ne doit pas dépasser une demi-heure.

Généralement le malade se sent fatigué, et on fera bien de le laisser dans son lit pendant une demi-heure. (Rubens-Hirschberg.)

Dans le traitement de l'entorse, des méthodes spéciales de massage ont été indiquées.

J'exposerai d'abord celle de Lebatard.

Procédé de Lebatard dans l'entorse du pied.
— « Le malade étant assis, tient la jambe blessée étendue, la plante du pied appuyée sur la jambe

de l'opérateur. Il est préférable qu'elle y soit fixée par les mains d'un aide. Si l'opérateur agit sur le pied droit, il embrasse le talon dans la paume de la main gauche, le bascule de bas en haut et d'arrière en avant, exerçant de la sorte une forte traction sur le tendon d'Achille. Le pouce de la main gauche s'étend autant que possible sur tout le gonflement tibio-tarsien, en cherchant à amener derrière la malléole externe tous les tissus qui en sont le siège. Il procède ainsi en maintenant la même position du membre et du talon, jusqu'à ce qu'il ait ramené à sa forme naturelle l'articulation qui, primitivement, était tuméfiée.

» Le gonflement dissipé sous l'influence de cette forte pression dirigée du bord externe au bord postérieur de la malléole externe, le pouce de la main gauche exerce encore des pressions moins puissantes pour terminer l'opération et rendre au pied, sur sa face externe, la forme naturelle.

» La main droite, agissant de concert avec la main gauche sur le membre droit entorsé, exerce les mêmes mouvements que la main gauche en contournant de la même façon la malléole interne. La main droite prêtant son appui à la main gauche pour maintenir le talon dans la position sus-indiquée, ramène le pouce de la racine du gros orteil au devant de l'articulation tibio-tarsienne, et fait exercer à celle-ci des mouvements de va-et-vient, de manière à détruire, par une pression simultanée avec le pouce gauche, le gonflement qui pourrait occuper la face interne du pied et de l'articulation.

» Lorsque la face dorsale du pied et de l'articulation a, par ces pressions rapides et successives, repris son état normal par l'absence de
toute tuméfaction, l'opérateur saisit le talon par
ses deux bords plantaires, et de la main droite
il contourne l'extrémité inférieure de chacune
des malléoles avec le médius et le pouce, dirige
ceux-ci dans les rainures sous-malléolaires et
exerce, à l'aide de ces deux doigts, une forte
pression de bas en haut, du calcanéum au bord
du tendon d'Achille jusqu'à l'extrémité inférieure
du mollet. Il répète cette pression longitudinale
jusqu'à ce que le membre ait repris sa forme
primitive. Abandonnant cette traction sur le
talon, en le maintenant toutefois dans la main
gauche, l'opérateur exerce, de la main droite, sur
la face dorsale du pied entorsé, de fortes pressions
qui, dirigées de son extrémité inférieure à la
supérieure, contournent l'articulation d'avant en
arrière et obliquement de chaque côté. Le pied,
par cette manœuvre, retrouve sa forme primitive, et les douleurs déterminées par les différentes pressions cessent à mesure qu'on les
exerce. Le malade peut aussitôt se chausser et
marcher. » (1).

Il y a d'autres variétés de massage, telles que
les différentes formes de vibrations, utiles surtout contre la constipation (2). Mais il n'est pas

(1) Lebatard. *Procédé de guérison immédiate de l'entorse.*
(*Gazette des hôpitaux*, 1856, p. 5.)
(2) On consultera le travail du docteur Berne, dont nous
donnons plus loin un résumé.

nécessaire de les décrire en détail. Le massage est difficile à apprendre autrement que par une pratique constante ; il devient alors une seconde nature.

Le massage doit être fait à sec, c'est-à-dire sans l'emploi d'huile, liniment ou onguent d'aucune espèce. Ceci n'est pas, il est vrai, l'avis de Busch, et d'autres auteurs. Mais l'expérience démontre que c'est la méthode qui donne le meilleur résultat. La seule ou presque la seule exception que comporte cette règle est le cas d'un malade atteint d'une affection spécifique. L'opérateur devrait alors se servir, pour se garantir, d'une préparation antiseptique, telle que l'acide phénique ou l'huile essentielle de clous de girofle associés à l'axonge. Moins on emploie de corps gras, mieux cela vaut ; et, il faut se rappeler que la vaseline n'est jamais admissible. On devrait faire la plus grande attention à l'entretien des mains et des ongles : les mains devraient être molles et les ongles taillés. Il y a quelques mois le professeur Liebreich, de Berlin, me conseilla l'emploi de la lanoline, la nouvelle graisse cholestérique ; je m'en suis servi plusieurs fois, et quoique je la préfère dans l'espèce à la vaseline et aux autres graisses minérales, je m'en tiens plus volontiers au massage à sec, et je suis convaincu que c'est une erreur d'employer des lubrifiants, quels qu'ils soient.

On doit donner la préférence au massage à sec pour les raisons suivantes : 1° la contraction musculaire et par conséquent, la circulation de la lymphe, se fait mieux ; 2° les courants électriques se développent plus facilement, dans les tissus; 3° il y a une plus grande élévation de température locale ; 4° on ne salit pas le patient. Si le masseur a de l'expérience, il n'y a aucun danger d'entamer la peau par le massage à sec. Le masseur qui fit un trou dans la peau de son patient, faute de vaseline, s'était évidemment trompé de vocation. L'*onction* est une méthode utile dans les cas appropriés. Mais c'est là une autre question qui n'a rien à voir avec le massage.

On a conseillé différentes préparations spéciales pour l'entretien des mains. Mais il n'est pas nécessaire d'y recourir. L'addition d'un peu d'ammoniaque ou de borax à l'eau dont on se sert pour la toilette peut cependant être utile. En se couchant, la meilleure application pour les mains est un mélange composé de blanc d'œuf et d'une petite quantité d'alun ; ce qui est connu sous le nom de *pâte Romaine*, est un mélange de blanc d'œuf, de farine d'orge et de miel. La farine d'avoine ordinaire serait sans doute aussi efficace, mais le meilleur moyen de garder les mains lisses, blanches et propres pour le massage, c'est de ne jamais rien faire qui puisse les rendre dures ou les salir.

Massage et électricité. On emploie quelquefois le massage seul, d'autres fois, on l'associe au traitement par l'électricité. Von Mosengeil, qui fait autorité en matière de massage, est aussi un partisan de l'électrothérapie : dans les cas convenables, il emploie l'un et l'autre courant, plaçant un des électrodes sur un point neutre, et l'autre sur les différents point moteurs, successivement. Quelquefois, dans la céphalalgie, par exemple, on emploie l'électricité statique, en tirant des étincelles de l'endroit endolori. L'électricité statique si longtemps négligée en thérapeutique est employée maintenant par les spécialistes dans le traitement de l'hystérie, de l'hypochondrie et d'autres, états analogues (1).

(1) J'ai eu, tout dernièrement, une nouvelle occasion de constater la valeur de l'électricité statique dans un cas de neurasthénie, à forme dépressive des plus graves. La malade avait des symptômes qui firent croire à un ramollissement cérébral. Grâce à l'emploi de bains électriques prolongés, les phénomènes paralytiques se dissipèrent et l'affaissement intellectuel a été enrayé. Dans un travail que je prépare en ce moment avec mon aide de laboratoire, M. Fége, et qui contiendra les résultats de nos recherches à l'asile Sainte-Anne, je fais connaître plusieurs faits nouveaux de ce genre.   O. J.

CHAPITRE IV

LE MASSEUR ET LA MASSEUSE

Nous avons maintenant à nous poser la question : Qui doit faire le massage ? Il serait absurde de supposer que des fonctions aussi délicates pourraient être confiées à une personne sans expérience et sans éducation. Mezger et von Mosengeil opèrent eux-mêmes. Pour les femmes et les enfants, il est nécessaire de s'adresser à une masseuse accomplie : elle doit être une dame de bonne instruction. Je me sers de cette expression, à dessein, ayant étudié à fond les différentes méthodes, dont une connaissance complète exige, au moins, deux ans d'éducation. Elle doit posséder des notions d'anatomie et de physiologie suffisantes pour comprendre et exécuter avec exactitude la prescription du médecin. Une grande force physique n'est pas nécessaire, l'aptitude et l'intelligence étant d'une importance capitale : elle doit être encore une femme de sentiments délicats, et si elle inspire en même temps de la sympathie, cette qualité rendra ses services doublement précieux.

Je suis de l'avis du Dr Benj. Lee qui, en dis-
cutant le choix d'un opérateur dit : « Lui ou elle,
» car les deux sexes peuvent réussir admirable-
» ment, dans le massage, doit posséder en pre-
» mier lieu une santé vigoureuse ; 2° de la force
» musculaire ; 3° un caractère gai, un visage
» agréable et de bonnes manières ; 4° une main
» douce et souple, tout en étant forte ; 5° une
» bonne éducation et des sentiments délicats ;
» 6° des connaissances des grandes lignes de
» l'anatomie, telles que la position des différents
» organes, le trajet et les rapports des grandes
» artères, veines et nerfs, et des faits élémentaires
» de physiologie, tels que les fonctions des or-
» ganes, la disposition de la circulation, et les
» processus généraux de la nutrition ; 7° une ex-
» périence pratique des effets produits par les
» différents genres de manipulations; l'ordre dans
» lequel les différents genres doivent être em-
» ployés pour produire certains effets généraux ;
» les inconvénients qui peuvent résulter de leur
» emploi intempestif ou inopportun; et enfin une
» habileté pratique dans leur application qui ne
» peut être acquise que par les leçons d'un maître
» expérimenté. On comprendra, par conséquent,
» qu'il est insensé d'aller chercher le cocher dans
» son écurie, ou la laveuse de vaisselle dans sa
» cuisine, pour les transformer, après une seule
» leçon imparfaite, en opérateurs sûrs et compé-
» tents. Le massage est un art et, comme tel, ne
» peut être acquis que par l'étude et une pratique
» prolongées, sous une direction éclairée. »

Il y a quelque temps je demandais à un con-

frère, s'il employait beaucoup le massage dans
sa clientèle. « Certainement, répondit-il, je m'en
sers beaucoup ; c'est mon valet de chambre qui
masse. » Après cela, je n'aurais pas été étonné
d'apprendre que c'était son domestique qui ap-
pliquait l'électricité et que la fille de cuisine s'oc-
cupait d'obstétrique. Depuis la publication de la
première édition de ce livre, j'ai reçu des lettres
de personnes qui me témoignaient leur désir de
faire du massage sous ma direction. J'ai reçu la
visite de demoiselles, toutes plus ou moins intéressantes et incompétentes. Je me suis permis de
leur faire observer qu'il était utile d'avoir quelques notions élémentaires sur ce sujet.

L'art du massage demandant des connaissances
suffisantes d'anatomie et de physiologie, ne s'ac-
quiert qu'après de longs mois d'étude, et le seul
moyen pratique c'est de dresser soi-même ses
opérateurs. Il peut ne pas être nécessaire, pour
une masseuse, d'étudier l'anatomie comparée ou
même l'anatomie topographique ; mais il est essentiel qu'elle suive des cours d'anatomie plastique ou d'anatomie artistique, ce qui ne peut
se faire dans un mois. Il est peu utile de dire à
la masseuse qu'il faut faire de l'effleurage du
trapèze dans le sens des fibres musculaires, si elle
ignore complètement la position et la direction
de ce muscle. Pour travailler utilement, elle doit
avoir présente à l'esprit la disposition des parties situées sous la peau, et si elle ne possède pas
ces notions, ce n'est qu'une vulgaire « frotteuse ».
Dans quelques cas, un travail artistique peut ne
pas être essentiel ; mais ce ne sont pas là les cas

qui mettent à l'épreuve l'efficacité de ce mode de traitement.

L'affirmation de « *The Lancet* », qu'il faut au moins deux ans pour acquérir l'habileté nécessaire à l'exercice du massage, est exacte. Faisons une comparaison avec le jeu de billard. Un homme est en train de s'amuser sur le billard d'une auberge de campagne, si on lui demande combien il faut de temps pour apprendre à jouer, il offrira de vous enseigner pour une rémunération minime, dans l'espace d'une demi-heure : consultez un joueur *di primo cartello* et demandez-lui combien de temps il a mis pour apprendre, il vous dira qu'il l'a pratiqué toute sa vie et qu'il lui faut travailler beaucoup pour conserver son rang. On a beau parler des aptitudes naturelles ; dans le massage, comme dans tout autre chose, les bons résultats ne s'obtiennent qu'après une pratique longue et difficile.

Tout le monde peut frotter d'une façon mécanique ; mais cela n'a aucune utilité ; la masseuse doit travailler du cerveau en même temps que des mains. Si le massage vaut la peine d'être fait, il faut qu'il le soit convenablement. La science ne peut jamais être acquise sans peine et sans travail.

Il est encore une question de grande importance, celle de la *durée de la séance*. Elle ne devrait pas dépasser dix à quinze minutes, et quelques auteurs pensent même que quatre minutes sont suffisantes. Dans des cas récents, de courtes séances peuvent être fréquemment renouvelées, trois ou quatre fois par jour. Mais dans les maladies chroniques, des séances aussi fréquentes ne sont pas de rigueur.

On croit, en général, que le massage doit être suspendu au moment des règles ; mais je ne pense pas qu'il y ait inconvénient à le continuer. Il vaut mieux que le sujet vienne, autant que possible, chez le masseur ; car il est assez difficile de masser convenablement, quand on est fatigué par une longue course. Le matin est le meilleur moment pour faire du massage : il n'est jamais utile d'employer une personne qui n'est pas sympathique au patient, ou qui a les mains moites et humides. Il faut apporter autant de soin dans le choix d'une masseuse, que le fait un médecin dans le choix d'une nourrice pour un enfant. On ne doit jamais s'arrêter à une personne ayant une maladie constitutionnelle.

Le malade doit avoir confiance, non seulement dans le traitement, mais aussi dans le masseur. On se gardera d'insister sur un traitement par le massage s'il y a résistance insurmontable de la part du malade ou de son entourage. Il a été dit que les patients devraient rester couchés pendant une heure après chaque séance. Mais je n'ai jamais trouvé grande utilité à cela ; au contraire, je crois que plus tôt ils vont vaquer à leurs affaires, mieux cela vaut. Il est difficile, tout d'abord, de faire comprendre aux gens du monde, que si dix minutes de massage leur font du bien, vingt minutes peuvent leur être nuisibles. Tel est cependant quelquefois le cas : une expérience de Reibmayr servira à fixer ce fait dans l'esprit. Il soumit un chien au massage pendant quelques minutes; il constata que le pouls était monté de 24 à 64 pulsations; il continua les manipulations encore quelque temps, et le pouls tomba à 36. Norström dit : « La durée des séances sera » de cinq minutes, ou à peu près ; dans les cas » chroniques, on en fera une au moins, par jour ; » dans les cas aigus, il en faut deux de dix mi- » nutes ou davantage. » Une masseuse expérimentée, qui m'a donné de précieuses indications, m'affirme que des séances d'une demi-heure ne sont pas trop longues, dans les cas de paralysie infantile.

Je dis toujours aux malades qu'il est bon de se reposer du traitement un jour de la semaine, de préférence le dimanche.

Il faut toujours se rappeler que le même traitement dans ses détails n'est pas applicable à tous les cas. Chaque cas doit être l'objet d'une étude spéciale ; et c'est ici que la compétence spéciale, et la science du médecin deviennent précieux. Le massage est un moyen thérapeutique puissant ; mais employé d'une manière intempestive, dans les cas où il n'y a pas d'indication, il peut faire beaucoup de mal. Il y a quelques mois mon attention a été attirée sur un acticle « le Massage et les mœurs » (*Massage and morals*) qui a paru dans un journal. L'auteur écrit avec verve et possède évidemment la question qu'il traite. Il dit : « J'ai entendu plus d'une dame qui a subi un » traitement par le massage, d'après le conseil

» de son médecin, se plaindre de l'attitude du
» masseur ; et comme je savais déjà, par ce que
» j'avais appris des uns et des autres, à quoi
» m'en tenir, je fis une enquête qui me démon-
» tra, que le plus souvent le soi-disant massage
» médical n'a rien qui rappelle, même de loin,
» une méthode de l'art. »

Les conclusions pratiques qu'on peut tirer de
cet article sont : 1° Le massage ne devrait jamais
être entrepris qu'après l'avis d'un médecin et
sous sa direction : 2° Le médecin ne devrait jamais confier ses malades aux soins d'un frictionneur ou « professeur de massage » à réclame ;
3° Chaque fois qu'il s'agit d'une femme ou d'un
enfant, on doit préférer une masseuse de confiance et expérimentée, qui appliquera le traitement sous la direction du médecin.

CHAPITRE V

ACTION PHYSIOLOGIQUE DU MASSAGE

Pour ce qui concerne l'action physiologique du massage, il faut être très réservé : ici, comme c'est souvent le cas, la pratique a précédé la théorie. L'art du massage est un fait acquis : mais nous connaissons peu son mode d'action. Nous constatons que nos malades guérissent. Mais nous ne savons pas, au juste, comment s'obtient ce résultat. Il est facile de faire des théories ; ce qui est à désirer, ce sont des observations bien prises et des expériences précises. Heureusement, nous possédons quelques données et on étudiera avec profit les observations si exactes de Gopatze, Zabludovski, et von Mosengeil. Les expériences de Gopatze furent entreprises sur quatre étudiants en médecine , enfermés à l'hôpital et soumis au massage systématisé pendant vingt minutes, au moins, tous les jours. Chaque séance commençait par l'effleurage des extrémités vers le centre ; on continuait par le pétrissage, le massage à frictions et le tapotement, et on terminait par un second effleurage. Dans tous les cas, on observa une augmentation de l'appétit, le patient ou plutôt la victime prenant plus de nourriture que d'habitude, non seulement pendant le temps que dura l'expérience, mais aussi pendant la semaine suivante. Le chiffre de déchets azotés, pendant la durée du massage, était augmenté dans les quatre cas, et la quantité d'azote assimilé était accrue sans rapport aux aliments ingérés. Pendant la semaine du massage, deux des sujets augmentèrent de poids, les deux autres en perdirent. Mais, la semaine suivante, tous les quatre augmentèrent d'une manière notable. On trouva aussi que la température prise dans l'aisselle fut diminuée pendant plus d'une demi-heure, après chaque séance ; cet abaissement ne dépassa jamais un demi-degré. Elle monta régulièrement ensuite et, une heure plus tard, était revenue au chiffre normal, ou à peu de chose près. Les respirations étaient augmentées de fréquence, et étaient devenues plus amples et plus profondes. L'effet sur le pouls était variable, selon le genre de massage employé. Avec l'effleurage superficiel, fait légèrement, le pouls augmentait de fréquence ; mais sous l'influence du pétrissage, il se ralentissait. Dans les deux cas, néanmoins, il devenait plus plein et cet effet durait pendant une heure ou davantage.

Les observations de Zabludovski furent relevées sur lui-même, sur sa femme de ménage, sur sa servante, pendant une période de 18 jours. Il nota une amélioration générale de force corporelle et une augmentation très grande de l'activité mentale ; l'appétit fut plus développé et le sommeil fut meilleur. Le massage de l'abdomen était d'une grande efficacité pour régulariser les fonctions intestinales. L'étude du Dr Yvan Stabrowski sur l'influence du massage sur les exhalations des poumons et de la peau (1), est un travail sérieux. Les expérience furent faites dans le service du professeur Manassein, le rédacteur en chef du « Vrach. » Des quatorze sujets sur lesquels ont porté les observations, 9 étaient en bonne santé tandis que les 5 autres étaient convalescents de différentes maladies aiguës. Chaque série d'expériences portait sur une période de dix jours consécutifs, avec des séances d'une heure. Fait curieux, les résultats paraissent avoir été discordants, sinon tout à fait contradictoires : dans cinq cas, il y avait augmentation des exhalations pulmonaires et cutanées et diminution de la quantité d'urine. L'augmentation eut lieu peu après le massage, de sorte que quand la séance se fit le matin, la transpiration était accrue pendant la journée et devenait normale, dans la nuit. De même, la quantité d'urine diminuait dans la journée et augmentait pendant la nuit. Dans les autres cas, la quantité d'urine et l'exhalation de la peau et des poumons étaient également augmentées pendant la durée du massage.

Le Dr Eccles, dans un travail lu à la Société Royale de médecine et de chirurgie de Londres, a démontré que l'effleurage stimule les muscles

(1) Thèse de Saint-Pétersbourg.

peauciers, produit une dilatation des vaisseaux superficiels et une transpiration insensible ; qu'il stimule les réflexes cutanés, et agissant au moyen des nerfs de la peau, accélère la circulation et les mouvements du cœur. Le pétrissage exprime la lymphe des muscles, accroît la vitesse du courant sanguin produit une diminution momentanée du volume du membre et accroît sa puissance musculaire. Le pouls est ralenti, surtout dans le pétrissage de l'abdomen. Le massage à friction est suivi des mêmes effets locaux que le pétrissage, tandis que le tapotement excite la contraction musculaire. Par la combinaison de tous ces procédés, la finesse de la peau est accrue, la délicatesse du tact est perfectionnée et la température générale devient plus élevée. La température locale de la partie soumise au massage est plus élevée que les autres régions et le massage de l'abdomen produit un abaissement dans la température superficielle des extrémités. Un traitement d'un mois par le massage, devrait augmenter le poids du corps, l'appétit, la force musculaire, les dispositions pour le sommeil et pour le travail intellectuel : ces observations ont d'autant plus de valeur qu'elles appuient les conclusions des auteurs précédents.

Les expériences du professeur Von Mosengeil, sont des plus intéressantes. Il prit un certain nombre de lapins et injecta dans les articulations du genou une seringue d'encre de Chine. On pratiqua le massage à des intervalles réguliers sur le genou droit, et on laissa le gauche, sans le manipuler. Au bout de 24 heures et plus, les animaux furent sacrifiés et les tissus des deux côtés attentivement comparés. Les articulations gauches, étaient distendues de fluide, tandis que dans les droites, qui avaient été massées, on n'en trouvait nulle trace. Les ganglions lympathiques, à droite, étaient remplis de particules d'encre de Chine, tandis que les mêmes ganglions, du côté gauche, étaient restés sans altération. Les différences étaient assez marquées pour être reconnaissables à l'œil nu. La conclusion résultant de ses observations et d'autres semblables était que le massage facilite l'absorption par les lymphatiques. Il est probable que c'est par ce moyen que les épanchements et autres manifestations pathologiques se sont résorbés. Un autre fait constaté par Von Mosengeil était que le massage augmente la température du membre, ou de la partie soumise à son action, fait susceptible d'une démonstration facile. On pensa tout d'abord que cet effet était d'ordre purement mécanique, et résultait de la friction manuelle. On nota, cependant, qu'elle était tout aussi marquée après le pétrissage qu'après l'effleurage, et on constata de plus que l'élévation de la température n'était pas passagère, mais qu'elle dura quelques heures : elle était appréciable non seulement au thermomètre, mais aussi à la main.

Il est évident que le massage augmente la circulation dans la région et cela en explique l'action pour hâter la consolidation d'os fracturés, fait aujourd'hui bien établi. L'élévation de la température, d'après des observateurs récents, est quelquefois de 3₀ à 4° (Fahrenheit), dans la para-

lysie infantile; selon le professeur Weir Mitchell, elle peut être augmentée de 6° à 10°. Il est
probable que l'effleurage de la surface, opéré
légèrement, produit une contraction locale
des vaisseaux sanguins superficiels, tandis que
l'effleurage profond et prolongé, associé au pétrissage, les dilate; la rougeur de la surface, observée après un pétrissage de quelques minutes, est
un fait reconnu, et peut expliquer, en partie, les
bons effets du massage dans la paralysie infantile. Comme il a été démontré, la nutrition des
parties est maintenue jusqu'à ce que de nouvelles cellules de la moelle viennent suppléer à
celles qui ont été détruites.

On sait bien que le massage augmente la contractilité électrique du tissu musculaire. Zabludovski a démontré que le pétrissage ramène la
puissance contractile de muscles épuisés par
l'application rhytmique de courants d'induction
de grande intensité, tandis que le repos simple,
sans massage, n'est que très peu réparateur. Ce
point peut être facilement démontré sur l'homme.
Le professeur von Mosengeil appliqua un électrode sur un de mes points moteurs; si je me
rappelle bien, c'était sur le nerf poplité externe;
il réduisit alors peu à peu l'intensité du courant,
jusqu'à cessation de la contraction musculaire;
il massa le membre, pendant quelques minutes,
alors, le même courant qui avait été trop faible
pour produire un effet, fit naître de fortes contractions.

Douglas Graham (de Boston) rapporte comme
résultat de ses observations, que les muscles ré-

pondent plus facilement, plus fortement et plus
agréablement au courant induit, après le massage
qu'auparavant, surtout s'il y avait une diminution de contractilité. Le massage paraît exercer
une action semblable à celle d'une circulation
parfaite et complète dans la partie, enlevant les
déchets, et ramenant la puissance musculaire. Il
est probable que c'est en stimulant la circulation
et en augmentant l'afflux sanguin vers le point
malade qu'il facilite la réparation osseuse dans
les fractures.

Reibmayr a démontré que des courants électriques de faible intensité sont développés dans
les tissus mêmes, comme résultat de la chaleur
et de la friction causées par le massage (1). Zabludovski l'a prouvé expérimentalement ; il
trouva aussi qu'un homme pouvant soulever
d'une table sur laquelle l'avant-bras repose hori-
zontalement, à des intervalles d'une seconde, un
poids d'un kilo par la flexion du coude, fut capable, après cinq minutes de massage, de soulever ce même poids plus de onze cents fois
de suite: le travail fut accompli avec moins de
difficulté et donna lieu à très peu de fatigue ou
de douleur. Le massage, sans doute, exerce en
grande partie son effet en stimulant la circulation
de la lymphe dans les vaisseaux lymphatiques.
Cela explique son utilité dans les extravasions
sanguines et rend compte de son mode d'action
en facilitant la résorption de tissus dans le voisinage des ulcérations chroniques. Les manipula-

(1) Reibmayr, *Le massage par le médecin*, physiologie,
manuel opératoire, indications, ouvragerédigé par Petit.

tions ont une action mécanique qui est augmentée
par les dispositions des valvules, ne permettant la
circulation de la lymphe que dans une seule direction. Mais l'effet dépend aussi en partie de la
contraction des fibres musculaires. Quand la fibre
musculaire reçoit une stimulation mécanique,
elle se raccourcit et s'épaissit, et la lymphe con-
tenue dans les parties environnantes est chassée
en avant ; on admet généralement, en Allemagne,
que c'est là l'élément le plus important pour la
production des bons effets obtenus dans maints
cas de maladies traitées par le massage.

L'augmentation de la diurèse sous l'influence
du massage a été signalée tout récemment par le
docteur Rubens-Hirschberg (1).

Il a vu chez tous ses malades, dès la première
séance, une augmentation de la quantité d'urine
en 24 heures. L'augmentation persiste pendant
toute la durée du traitement par le massage et ne
disparaît que peu à peu après la cessation du traitement.

Dans la plupart des cas, cette augmentation de
la diurèse passe tout à fait inaperçue pour le malade. Une seule de ses malades, après la première
séance, se plaignait d'avoir été obligée de se lever
plusieurs fois dans la nuit pour uriner, ce qu'elle
ne faisait pas auparavant. Dans la majorité des
cas l'augmentation se fait graduellement.

Ainsi un malade qui urinait ordinairement
1500 à 1800 centimètres cubes en 24 heures, urine

(1) Rubens.Hirschberg, *Bulletin de thérapeutique*, 1887.

sous l'influence du massage 2200, 2400, 2500, 3000 centimètres cubes. Avec la cessation du massage l'augmentation de la diurèse ne cesse pas brusquement. La quantité d'urine diminue peu à peu et revient enfin au chiffre normal.

La régularité avec laquelle l'augmentation de la diurèse s'est produite chez tous les malades de Rubens-Hirschberg, la persistance de cette augmentation pendant toute la durée du traitement, la diminution graduelle de la quantité d'urine après la cessation du massage, prouvent que la massothérapie a une influence incontestable sur la sécrétion urinaire. L'influence des nerfs semble se réduire à une action vaso-motrice modifiant tant l'afflux que la pression du sang dans les capillaires du glomérule et de la masse rénale (1). Schapiro a décrit des cas de polyurie dans lesquels les ganglions du plexus solaire étaient tuméfiés. Ces faits physiologiques et pathologiques expliquent l'action du massage sur la diurèse.

Les manipulations mécaniques portées sur les organes abdominaux excitent les nerfs splanchniques, modifient l'afflux du sang aux reins et produisent ainsi une sécrétion d'urine plus abondante (Rubens-Hirschberg), Bumm. de Vienne (2).

Dans un travail récent, le docteur Graham dit : « J'ai souvent observé une augmentation » dans la quantité des règles et une apparition

(1) Kuss et Duval, *Cours de physiologie.*
(2) Bumm, *Société de médecine de Vienne*, 4 mars, 1856.

» plus hâtive que d'habitude du flux menstruel
» chez des femmes dont la santé générale ne lais-
» sait rien à désirer, et auxquelles on faisait du
» massage, pour un trouble léger quelconque ; je
» considère donc ce phénomène comme un des
» effets physiologiques du massage. Le massage,
» même d'une seule jambe, pour une affection
» musculaire ou articulaire, est souvent suivi
» d'une apparition prématurée et d'une durée
» plus prolongée de la période cataméniale ».

On a supposé que le massage peut probablement exercer un bon effet en faisant disparaître,
ou pour employer une expression populaire, en
« fondant » certains dépôts ou épaississements
des tissus musculaires et autres.

Le docteur Walter Johnson, dit : « Si le méde-
» cin, dont l'attention n'a pas encore été attirée
» sur ce point, veut manipuler la chair de ses ma-
» lades, il sera tout étonné de rencontrer très
» souvent des épaississements, des indurations et
» des enflures de diverses parties. Il constatera
» que chez presque tous les malades, qui ont
» souffert, pendant quelque temps, d'affections
» de la tête, le cou est enflé et induré, et que les
» ganglions du voisinage sont engorgés. Le cou
» et les épaules sont souvent sensibles au tou-
» cher, et les fibres musculaires et autres, sont
» sèches et crépitent quelquefois par la pression.
» Il observera, en outre, un état semblable des
» épaules et de la partie supérieure du dos, sur-
» tout chez les asthmatiques, et il trouvera les
» grands muscles dorsaux malades, dans beau-
» coup d'affections chroniques de l'estomac, du

» foie et des reins. Les bras et les jambes présen-
» tent aussi des épaississements, des indurations
» et des enflures, accompagnés de ganglions en-
» gorgés, chez une foule de sujets. » Cette observation est due à un certain M. Beveridge, qui
exerça jadis comme frictionneur, à Edimbourg,
et l'existence de ces indurations a été confirmée
par Norström, Henschen, Vretlind et d'autres. On
nous dit que Beveridge reconnut qu'elles pouvaient fondre par la friction et qu'avec la disparition de ces dépôts, comme on les appelait, la santé
était matériellement améliorée ; et parfois des
maladies chroniques de longue date, furent ainsi
guéries. Un jeune homme, fils d'un riche négo-
ciant, était atteint, depuis longtemps, d'épilepsie,
et avait été traité sans succès par les plus émi-
nents praticiens et de Londres et d'Edimbourg.
Il fut, dans la suite, soigné par Beveridge qui dé-
couvrit une collection de dépôts, les dissipa par
frictions et le jeune homme guérit. Le docteur
Johnson, dit : « J'ai connu le jeune homme, ainsi
» que ses parents et la vérité du fait ne peut être
» contestée ». L'hypothèse des dépôts sera accep-
tée à sa juste valeur ; mais de telles observations,
même empiriques, méritent d'être prises en considération.

« Nous avons été vivement frappés, disent
MM. Berghmann et Helleday, du premier cas de
cette nature que nous avons eu l'occasion de voir.
Il s'agissait d'un vieillard qui souffrait, depuis
trois mois, d'une faiblesse de la jambe droite ;
celle-ci avait peu à peu augmenté, de telle sorte

qu'après une courte marche il devait s'arrêter ; il
lui était même presque impossible de monter les
escaliers. Pas de douleur, mais un sentiment
constant de fatigue dans la jambe. Pas de traumatisme ni d'affection aiguë des articulations ; il
a vu de nombreux médecins, les uns lui ont dit
que c'était une affection rhumatoïde, les autres
que c'étaient des accidents nerveux. Une fois on
diagnostiqua une parésie des muscles de la jambe
consécutive à une spondylite guérie depuis longtemps. Quand Mezger fit l'examen, il ne trouva
pas la moindre anomalie sur la colonne vertébrale. Les muscles de la jambe intéressée étaient
en voie d'atrophie et la température était un peu
plus basse que du côté sain ; les articulations
coxo-fémorale et tibio-tarsienne ne présentaient
rien d'anormal. Les mouvements actifs et passifs
du genou n'étaient pas limités, il n'y avait pas
d'épanchement et leurs contours étaient réguliers. Tout à coup Mezger mit le doigt sur un
point parfaitement limité de la rotule.

» C'est là, dit-il, et en effet, le malade poussa
un cri de douleur. On diagnostiqua une synovite
chronique circonscrite, et la flaccidité des muscles de la jambe fut attribuée à un trouble de nutrition consécutif à une immobilité relative et de
longue durée. Après quatre semaines de massage,
il ne restait plus qu'un peu de fatigue en mon-
tant les escaliers. »

L'utilité de la friction pour la conservation de
la santé est notée par bon nombre d'écrivains sérieux. Lord Bacon, par exemple, fait remarquer

que « les frictions rendent les parties plus char-
» nues et plus pleines, comme nous le voyons et
» pour l'homme et dans le pansage du cheval. La
» cause en est qu'elles attirent une plus grande
» quantité d'esprits et de sang vers les parties, et
» encore parce qu'elles attirent mieux la mala-
» die de l'intérieur ; et encore, parce qu'elles
» relâchent les pores, et préparent ainsi un meil-
» leur passage pour les esprits, le sang et la
» maladie ; enfin, parce qu'elles font disparaître
» toute humidité inutile ou excrémentitielle
» qui peut être dans la chair ; tout cela favori-
» sant l'assimilation. » Cela n'est pas tout à fait
en accord avec les idées modernes : mais ce n'en
est pas moins intéressant. Sir William Temple
dit : « La friction est d'une grande et excellente
» utilité, et d'un emploi très général dans les na-
» tions d'Orient, surtout après leurs fréquentes
» ablutions ; elle ouvre les pores de la peau, et est
» le meilleur mode de transpiration provoquée :
» elle est très propre et très efficace dans les en-
» flures et douleurs des articulations et dans les
» indurations de la chair, qu'on ne peut amener
» à maturation. »

(1) Sir William Temple, *Health aud Long Life*.

CHAPITRE VI

LE MASSAGE DANS LA PARALYSIE

Nous avons maintenant à considérer quels sont les cas dans lesquels le massage est le mieux indiqué. Il n'est pas toujours facile de trancher cette question. Le massage a été conseillé, malheureusement, pour le traitement de bien des maladies, pour lesquelles il est essentiellement impropre. Ici un diagnostic précis est absolument nécessaire, les indications de ce moyen seront ainsi, grâce à une expérience plus étendue, beaucoup plus exactement définies.

Je commencerai par la *paralysie infantile*, parce que mon expérience personnelle de ce mode de traitement a été tout d'abord acquise dans l'étude de cette triste affection. La marche de cette maladie n'est que trop bien connue.

Un enfant vif, gai et intelligent se couche le soir avec peu ou pas d'indication de maladie ou tout au plus souffrant d'une petite indisposition. Le lendemain il se réveille impotent et paralytique. Cette petite fille qui, pas plus tard qu'hier, courait, sautait et dansait avec les plus forts, est aujourd'hui une invalide impotente, clouée dans son lit et incapable du moindre mouvement. Si on examine les extrémités inférieures (car c'est là que siège en général l'affection) que trouvons-nous ? Les jambes sont froides, la vie et la circulation paraissent absentes ; l'action réflexe est abolie et assez souvent il y a une hypéresthésie insolite. L'enfant cherche à se mouvoir, mais ses efforts sont vains, ses jambes paralysées ne répondent pas plus à sa volonté que si elles appartenaient à un corps inanimé. Après quelques jours le médecin interroge la contractilité musculaire et observe que l'action des nerfs et des muscles est abolie. Dans la polyomyélite antérieure aiguë, car tel est le nom anatomique de l'affection, l'excitabilité des nerfs au courant faradique, commence à diminuer vers le 3e jour après le début de la maladie et au bout d'une semaine elle a disparu, pour ne revenir, peut-être, jamais. Quand on applique le galvanisme aux nerfs, ils ne répondent pas : mais, si les électrodes sont placés sur les muscles mêmes, on constate une augmentation de l'excitabilité, un courant plus faible qu'à l'état de santé, suffisant pour produire la contraction. Après quelque temps, cette irritabilité exagérée disparaît et il est impossible d'obtenir une réponse à aucun des deux courants. Le pronostic est des moins favorables et les chances de guérison des plus minimes si, toutefois, on n'a pas recours à un traitement spécial quelconque. L'affection est survenue subitement, peut-être sans phénomènes

prémonitoires ou maladies antérieures ; ou encore elle peut être la suite de la rougeole, de la
scarlatine, de la coqueluche, ou bien d'un de ces
dérangements fébriles, sans gravité apparente,
si fréquent chez les enfants, et auquel on ne fait,
en général, que peu attention. Parfois, il y a eu
une attaque, ou une crise convulsive. Mais ce
n'est pas là la règle. Quand même la paralysie
tend à disparaître, deux ou trois muscles ou
groupes de muscles restent incapables de remplir
leurs fonctions ; et bien que l'enfant, à la longue,
puisse se lever, il marche en boitant et reste es-
tropié pour la vie. Comme le fait remarquer le
professeur Erb, le pied-bot, l'état de relâchement des articulations, donnant lieu à une mol-
lesse des membres et les degrés extrêmes de
déviations de la colonne vertébrale sont presque
toujours dus à la paralysie infantile. « Les mem-
» bres atrophiés, paralysés, estropiés, hideuse-
» ment déformés, incapables d'aucune fonction
» constituent pour le corps un appendice gênant
» plutôt qu'une partie utile et présentent un con-
» traste frappant avec un membre sain, bien
» nourri et bien développé. »
Dans la paralysie essentielle, comme nous
l'avons déjà vu, les extrémités inférieures ou
tout au moins les régions affectées, sont toujours
froides et les muscles n'ont qu'une faible réac-
tion à l'électricité. Par le massage systématique,
une amélioration s'obtient. Nous employons surtout le pétrissage, en l'associant naturellement
avec l'effleurage : les deux procédés doivent être
centripètes, allant des extrémités vers le centre.

Les séances dans le commencement devraient être de courte durée et fréquemment répétées, trois ou quatre fois par jour, par exemple. Mais, dans les cas chroniques, deux applications par jour suffiront. Le premier effet noté est une élévation de la température dans les membres ; ce phénomène n'est pas passager ; il persiste pendant quelques heures. On voit alors une augmentation de l'excitabilité des muscles par le courant électrique, de telle sorte qu'après quelques minutes de massage, une stimulation, qui, à d'autres moments, n'aurait aucun action, les fait facilement contracter.

Depuis six ans, j'ai eu l'occasion de soigner un grand nombre de cas de ce genre et chaque fois que le traitement a été suivi rigoureusement et systématiquement, les meilleurs résultats ont été obtenus. Chez beaucoup de mes malades, l'affection datait de plusieurs années et quelques-uns ont suivi le traitement pendant de longs mois. Deux malades sont restés en observation pendant plus de quatre ans, et d'invalides impotents qu'ils étaient, ils sont devenus des enfants gais, alertes et enjoués. L'association de l'électricité au massage est d'un grand secours. Un des électrodes, le *cathode* est appliqué sur le rachis, au niveau de la dixième dorsale, tandis que l'anode est placé successivement sur les différents points moteurs. Les courants les plus faibles sont employés et on obtient des contractions de temps à autre par l'ouverture et la fermeture du circuit. Les secousses, quelles qu'elles soient, sont inadmissibles et l'application ne devrait jamais donner lieu à la douleur ; il est bon de rechercher la sensibilité des apophyses épineuses et cela s'applique également à bien d'autres genres de paralysies. Il est utile de faire passer un courant continu faible à travers la tête, l'électrode étant représenté par une grosse éponge, surtout s'il y a de la contracture des extrémités. Je ne défends pas l'usage d'autres traitements accessoires, tels que les bains à l'essence de pin, les bains d'eau de mer, les chaussettes de poil de lapins, l'huile de foie de morue, l'extrait de malt, les élixirs de viande ferrugineux. Dans les cas récents, le pronostic est favorable ; mais dans les plus anciens, il doit être réservé.

Dans d'autres mains que les miennes le massage a été utile dans le traitement de la paralysie spinale infantile. Mosengeil associe généralement l'emploi du massage à l'électricité ; il cite un cas dans lequel, au bout de quatre ou cinq mois, l'excitabilité musculaire revint. Dans quelques cas, le traitement a paru donner tout d'abord peu de résultats, mais au bout de quelques mois, et après des séances répétées, une amélioration notable s'est produite. Il faut continuer le massage à moins que l'excitabilité musculaire n'ait été obtenue à l'aide des courants électriques.

Norström dit : « Je crois que dans la paralysie » infantile le massage peut être utile, mais il faut » y avoir recours au début avant que le mal ait » eu le temps d'arriver jusqu'à la moelle par le » fait d'une névrite ascendante ; malheureuse- » ment la période initiale dépasse rarement quel- » ques semaines. Toutes les fois que j'ai été ap-

» pelé à employer le massage dans ces circons-
» tances, j'ai été assez heureux pour avoir rai-
» son du mal. La plupart du temps on fait venir
» le médecin trop ,tard; le temps a été passé en
» médications inefficaces (1) ».

Dans d'autres formes de paralysies, le massage
est également efficace, et son emploi sera suivi
de bon effets dans la *paralysie pseudo-hypertrophique, la paralysie faciale l'atrophie musculaire progressive,* et autres états analogues; il
réussit admirablement dans les cas de paralysies
d'un seul nerf. Un des premiers malades, que j'ai
eu l'occasion de soigner par cette méthode, avait
une paralysie des muscles innervés par le musculo-
cutané, cas assez rare. Le malade avait fait une
chute sur l'épaule, d'où était résulté un abcès de
l'aisselle, à marche chronique et indolente : peu
à peu le malade perdit le pouvoir de fléchir l'avant-
bras, les autres mouvements de l'extrémité supérieure étant conservés. A l'examen on trouva une
paralysie complète du biceps et du coraco-brachial;
mais il n'y avait pas d'anesthésie de la région
desservie par la branche cutanée du nerf. Environ
deux mois après avoir vu ce malade pour la première fois, je constatai que l'électricité faradique
ne produisait plus la contractilité musculaire, mais
les muscles répondaient bien à l'application d'un
courant constant à interruption lente. Le massage
fut alors conseillé et six semaines plus tard, le
malade était bien amélioré, ayant presque recouvré ses mouvements ;perdus. Dans la *paralysie*

(1) G. Norström, *Traité théorique et pratique du massage,*
méthode de Mezger en particulier. Paris, 1884, p. 245.

du nerf spinal, ne dépendant pas du saturnisme,
qui est le cas le plus fréquent, j'ai obtenu également
ment de bons résultats. Dans la *crampe des écri-*
vains, et dans la *crampe* spéciale *des danseurs*,
c'est un moyen excellent de traitement. Le
spasme des muscles des jambes, dont les sujets
de la danse sont si fréquemment atteints, est
souvent guérie en une seule séance. Zabludovski
a publié récemment dans le *Vrach*, nombre de
cas de la crampe des violonistes traitée par cette
méthode.

Dans une leçon : « On certain condition of the
» Hand and Arm which interfere with the perfor-
» mance of professional acts especially Piano
» Playing », le docteur Vivian Poore apprécie
hautement les services rendus par le massage,
dans ce cas. Mais il en déconseille l'emploi, tant
que les troncs nerveux restent douloureux ; le
massage fait alors plutôt du mal que du bien. Il
ajoute que le masseur de profession est assez
souvent animé d'un zèle exagéré et, comme la
simple action passive des frictions est très fatigante pour le patient, il faut faire en sorte que le
massage ne soit ni trop vigoureux, ni trop prolongé ;
avec cette réserve « si le massage est fait d'une
manière raisonnable et intelligente, il est d'une
valeur incontestable. » Le succès obtenu dans
certaines variétés de la crampe des écrivains, par
un procédé de massage modifié, est bien connu.
Douglas Graham pense que, dans bien des cas,
« il remplit des indications thérapeutiques de
» la plus haute importance, telles que la dispari-
» tion de l'accroissement ou de la diminution de la

» résistance dans les voies de conduction de l'ex-
» citation et du mouvement ; la restauration de
» la coordination harmonieuse des mouvements
» individuels de conductibilité, d'excitabilité na-
» turelles, et du sens et de l'effort musculaire, en
» un mot le réglage de l'action en plus ou en
» moins des muscles, des nerfs et de centres ré-
» flexes. » Tous les auteurs sont d'accord pour reconnaître l'utilité remarquable du massage dans
la paralysie hystérique. Dans les cas d'hémiplégie
dus à l'hémorrhagie cérébrale, le massage est
utile en maintenant l'état des muscles et en arrêtant les soubresauts désagréables, auxquels beaucoup de ces malades sont sujets, que la paralysie
soit complète ou partielle : mais on ne peut guère
en demander la guérison. Dans tous les cas de
paralysie chronique, l'amélioration est forcé-
ment très lente, et Schreiber insiste avec raison sur la nécessité de la patience et de la
persévérance (1). Il est inutile de rappeler ici
que par massage, j'entends le véritable massage, ou de faire comprendre que de semblables
résultats ne seront pas obtenus par un frictionneur ignorant. Feu Maclean (2) dit, « La friction
» est la seule forme de manipulation employée par
» la généralité des médecins, dans le traitement
» de la paralysie : quand le médecin ordonne ce
» moyen, un « frictionneur » est appelé, et sans
» avoir reçu les instructions nécessaires, il agit
» d'après ses propres inspirations, qui le plus
» souvent le conduisent à frotter la peau plus ou

(1) Schreiber.
(2) *The Lancet*, 1877, t. I, page 311.

» moins vigoureusement, avec une huile ou un
» corps gras quelconque, auxquels il attribue une
» vertu supposée. Si on réfléchit un instant, on
» reconnaîtra qu'une pareille manipulation ne
» peut agir que sur la peau. »

Un cas de myélite chronique que j'ai soigné,
servira cependant à mettre en lumière le bien
qu'on peut dire d'un traitement par le massage,
même incomplet. Il faut dire que je ne vis le
malade qu'à de longs intervalles et généralement,
en consultation, de telle manière que, je n'ai pu
suivre très exactement, le progrès de sa guérison,
C'était un jeune clergyman, vicaire de la campagne, qui avait subi un refroidissement par une
nuit d'hiver, en allant exercer son ministère auprès d'une mourante. La première fois que je le
vis, il était couché sur son lit, dans le décubitus
dorsal ; il était complètement paralysé à partir
de la ceinture et avait perdu tout contrôle sur les
mouvements des extrémités inférieures qui
étaient ramenées vers l'abdomen dans une position des plus pénibles. Il était tourmenté de douleurs qui ne pouvaient être soulagées que par des
injections répétées de morphine. Il fallait retirer
les urines, fortement ammoniacales, au moyen
de la sonde. Un des principaux symptômes était
la constipation et on était forcé d'avoir recours
aux lavements pour réveiller l'action intestinale.
La sensibilité était émoussée dans les deux
mains, la respiration irrégulière et saccadée : il
avait été soigneusement examiné, peu de jours
auparavant, par un éminent spécialiste pour les
maladies nerveuses, qui, paraît-il, aurait dit

qu'aucun traitement ne serait de la moindre utilité et que, selon toute probabilité, le malade ne survivrait pas dix jours.

Le pronostic que je portai fut moins grave et après avoir fait réduire la morphine, je prescrivis des pilules d'ésérine et de phosphore, toutes les trois heures; des courants continus le long du rachis, deux fois par jour, et le massage des jambes.

Il fut très difficile de trouver quelqu'un pour exécuter les manipulations nécessaires; mais un homme lui fut adressé, qui, n'étant pas masseur, était au moins un frictionneur très convenable. Quelques semaines après, des difficultés d'ordre matériel étant survenus, le traitement fut suspendu ou plutôt imparfaitement suivi. Six mois plus tard, je vis le malade qui était toujours alité. Sur mes instances, on eut de nouveau recours au massage, pendant six semaines; il fut encore une fois interrompu au bout de ce temps et je n'eus pas de nouvelles de mon malade pendant plus d'un an, jusqu'au jour où il vint me voir, en parfaite santé et ayant à peu près recouvré l'usage de ses jambes. Il me dit qu'il avait suivi le traitement pendant tout ce temps, aussi sérieusement que possible, et il attribua sa guérison aux différents moyens qu'il avait employés. Il marche encore à l'aide d'une canne et il lui faudra quelques mois probablement, avant de reprendre son ministère; toutefois son rétablissement complet n'est plus douteux; il avait eu de l'atrophie d'une des papilles et d'autres signes de dégénérescence; mais le mal n'est plus en progression et, depuis quelques temps, la vue s'est améliorée (1).

Cette observation d'un fait des plus intéressants est, je le reconnais, très incomplète ; mais il présente certains symptômes qui ne laissent aucun doute sur la nature de la maladie. Il est probable que, si dès le début, le massage avait été pratiqué par un homme expérimenté, le résultat aurait été encore plus satisfaisant. Il y a lieu de croire que le massage est très utile dans le traitement de l'ataxie locomotrice.

En Allemagne on l'emploie rarement seul, dans ces cas : le plus souvent on l'associe avec une médication énergique. On est très partisan du traitement par le protoiodure d'hydragyre, qui a certainement un effet salutaire sur la maladie et peut même en arrêter les progrès : on le donne même quand il n'y a pas d'antécédents spécifiques. Les « pilules fondantes » des Allemands sont composées d'un gramme de protoiodure, mélangé à un excipient quelconque. Cette quantité est divisée en 120 pilules, dont on prend deux, trois parfois par jour. Le malade s'abstient de vin rouge, pendant le traitement. Le massage est utile surtout pour combattre les douleurs fulgurantes qui existent dans la plupart de ces cas.

Le Dr Weir Mitchell (de Philadelphie) dit : « Il » y a quelques années, j'ai vu employer le mas- » sage par un empirique de la ville dans un cas » de paralysie progressive. L'amélioration tem-

---

(1) *Note du traducteur*. — Ce cas est certainement exceptionnel.

» poraire, ainsi obtenue était si remarquable, que
» je m'en suis servi depuis dans l'ataxie locomo-
» trice, maladie dans laquelle il est souvent d'une
» utilité très réelle, comme aussi dans d'autres
» affections spinales et locales. »

Le massage est utile dans la *paralysie de
Landry* — paralysie ascendante aiguë (1). Dans
ces cas, il y a généralement, au début, un léger
mouvement fébrile, de la douleur des reins et des
membres, et une lassitude générale durant de
quelques jours à quelques semaines. Cela est
suivi d'une paralysie des extrémités inférieures,
puis du corps et enfin des membres supérieurs :
quelquefois il y a des troubles de la respiration.
L'excitabilité électrique des nerfs et muscles
paralysés, reste normale, point important de
diagnostic pour le distinguer des myélites cen-
trales et de la polio-myélite antérieure aiguë. Le
plus souvent le réflexe tendineux est conservé
dans le commencement ; mais plus tard, il est
aboli. Dans les cas non traités, la paralysie a une
marche progressive ascendante et la mort résulte
de l'envahissement de la moelle allongée.

Au début, alors que les secousses musculaires
très fortes agitent les membres et le tronc en
tous sens, le patient est couché sur un matelas.
Trois ou quatre aides le maintiennent dans l'immobilité pendant dix à quinze minutes. Puis le
masseur pratique avec toute la face palmaire de
la main sur les membres ainsi que sur la poitrine, des frictions d'abord légères, puis de plus

(1) O. Landry, *Traité complet des paralysies*, t. I, 1re partie,
1859.

en plus fortes. Ensuite, faisant coucher le malade sur le ventre, il recommence les mêmes manœuvres sur la partie postérieure du tronc, surtout sur la nuque et les gouttières vertébrales. La séance dure environ une heure et est répétée pendant trois ou quatre jours consécutifs. A la fin de chaque séance, l'incoordination des contractions musculaires diminue, le malade fait comprendre par gestes qu'il se trouve mieux. Le sommeil, disparu pendant les contractions violentes, revient peu à peu ainsi que l'usage de la parole. Alors le massage est continué sous forme d'effleurage et de frictions légères accompagnés de mouvements passifs des articulations, exécutés en cadence. On a d'abord à lutter contre le spasme des muscles antagonistes, mais peu à peu on le voit céder, et l'enfant peut aider par des contractions musculaires actives les mouvements passifs qu'on lui fait exécuter. Au bout de quelques séances, les douleurs disparaissent. Huit ou dix jours de cette gymnastique passive rendent à la volonté une partie de son empire sur les contractions musculaires. On fait exécuter les mouvements les plus simples du tronc et des membres ; pour tenir en éveil l'attention et la volonté de l'enfant on lui montre le mouvement qu'il a à faire ; par le chant ou une musique accentuant la mesure, on en règle la cadence. La régularité rhythmique, l'esprit d'imitation augmentent l'action de la volonté sur les muscles. Sous l'influence de ces exercices, l'enfant devient plus gai, il retrouve son appétit ; sa figure reprend ses couleurs, exprime la gaieté ; l'intelligence se

développe. Au bout de 10 ou 12 jours l'amélioration semble éprouver un temps d'arrêt, il est
nécessaire de réconforter le malade par des
paroles encourageantes, et alors la guérison
reprend une marche rapide. A mesure que les
mouvements se régularisent, on voit disparaître
l'état chlorotique qui accompagne toujours la
chorée, et avec lui les palpitations et les bruits
de souffle artériel. On obtient par cette méthode
une guérison plus durable que par tout autre
traitement. »

Chorée. — L'application du massage au traitement de la chorée me paraît d'une grande utilité au début, pendant la période d'acuité. La
circulation devient plus active, le pouls tombe,
et devient plus régulier, les extrémités acquièrent
une température plus élevée, le malade dort
mieux et en quelques jours les mouvements qui
manquaient de coordination ont cessé. Cette
amélioration résulte de manipulations pratiquées
pendant dix minutes ou un quart d'heure, trois
ou quatre fois par jour. Cette question a été
étudiée par bien des médecins mais je veux citer
entre tous Blache (1) et Bouvier (2). La méthode
que Blache a mise en pratique il y a quarante
ans, sans être à l'abri de critique dans ses détails
paraît d'une valeur incontestable en raison des
résultats obtenus à l'Hôpital des Enfants malades.

(1) Blache, *Du traitement de la chorée.* (*Bull. de l'Acad. de
méd.*, t. XIX, p. 919). — *Mém. de l'Acad. de méd.*, t. XIX,
p. 598.
(2) Bouvier, Rapport sur ce mémoire, (*Bull. de l'Acad. de
méd.* Paris, 1855, t. XX, p. 833).

CHAPITRE VII

LE MASSAGE DANS LA CONSTIPATION

Le massage est, très certainement, un des moyens thérapeutiques les plus puissants que nous possédions contre la constipation. Le pétrissage de l'abdomen est la meilleure méthode, mais en ayant soin de faire les manipulations nécessaires suivant les directions ascendante, tranverse, et descendante du côlon ; Il devrait être associé avec les différentes variétés de tapotement, tantôt la main ouverte, ou à demi-fermée pour constituer un coussin à air, tantôt avec les bords des mains, suivant les circonstances. Dans les cas rebelles, on peut aussi employer les mouvements vibratoires. Il y a déjà longtemps, que Piorry conseilla un traitement de la constipation analogue à celui que nous venons de décrire. Averbeck dit : « Les troubles de l'appareil digestif et » surtout la constipation constituent une des » indications les plus précises pour l'emploi du » massage. Quand il n'existe pas de complications, » quand les symptômes sont dus à des troubles,

» de sécrétions, on peut toujours s'attendre à une
» guérison en un ou deux mois ou, tout au plus,
» dans trois ou quatre. » D'après mon expérience
personnelle, je puis dire que les effets sont
extrêmement rapides. Le massage réussit admirablement chez les femmes qui souffrent de cet
état, surtout quand il y a un relâchement des
parois abdominales, résultant de grossesses
répétées. Il est aussi de la plus grande utilité
dans la constipation liée à l'obésité et dans la
forme de constipation qui résulte souvent d'une
vie trop sédentaire. Il agit probablement de trois
manières : 1° en augmentant les sécrétions intestinales et autres; 2° en stimulant l'action péristaltique des intestins; 3° en comprimant mécaniquement les matières accumulées vers le rectum.

Le Dr Georg. Hünerfauth, de Homburg, près
Francfort-sur-le-Mein, a publié un petit traité de
la constipation habituelle et de son traitement
par l'électricité, le massage et l'eau, où il dit :
» L'utilité du massage abdominal est surtout évi-
» dente dans le cas d'atonie des couches muscu-
» laires de l'intestin, ce qui est la cause principale
» essentielle de la constipation chronique. Il
» faut insister sur ce point, car l'application
» usuelle du massage aux articulations fait que
» bien des médecins négligent les avantages du
» massage abdominal; il y en a même qui
» l'ignorent complétement. »

Les cas de constipation chronique sont assez
fréquents et, pour ma part, j'ai souvent eu à me
louer du massage chez ces malades. Le plus
souvent la constipation résultait d'un catarrhe

chronique de l'intestin, mais plus d'une fois cet état
était compliqué par une accumulation de matières
fécales qu'on pouvait reconnaître plus ou moins
facilement à travers la paroi de l'abdomen. Une
de mes malades souffrait de la constipation depuis
huit ans ; elle se plaignait aussi de « troubles
utérins « et « d'irritation spinale ». — Les matières
ne venaient qu'à des intervalles irréguliers, sous
forme de petits amas durs et désséchés, variant
depuis la grosseur d'une balle de fusil jusqu'à
celle d'un œuf de poule. Leur passage était
accompagné de douleurs considérables : il paraît
que certains aliments étaient retenus dans l'intestin pendant un temps assez long. Ainsi des
restes de haricots verts et surtout de pain bis
étaient retrouvés par la malade dans les selles,
six semaines après l'ingestion de ces aliments.
La même chose eut lieu pour des pépins de fraises
et pour d'autres substances faciles à reconnaître.
Cette malade fut confiée à une masseuse expérimentée, et le pétrissage et l'effleurage de l'abdomen furent pratiqués dans la direction du côlon,
deux fois par jour ; chaque séance était de vingt
minutes. Au bout d'une semaine les matières
furent expulsées avec moins de difficulté et la
malade put se passer du lavement quotidien,
auquel elle était habituée. Le traitement dura
vingt et un jours et, après un mois de repos, fut
repris sur les instances de la patiente, pendant
quatre semaines encore. Pendant une partie de
ce temps, elle prit aussi des médicaments. Mais
le résultat était dû surtout, j'en suis convaincu,
au massage. Un confrère, qui souffre d'une

constipation opiniâtre, compliquée de rein flottant, auquel je conseillai le massage et qui eut le bon sens de se mettre entre des mains compétentes, m'écrivit quinze jours après : « Pendant « 10 jours, j'ai eu un fonctionnement facile de » l'intestin aussitôt après mon premier déjeuner, » tour de force que je n'avais pu accomplir » depuis cinq ans ! » Dans les cas de ce genre les rechutes ne sont point rares et un deuxième traitement peut être nécessaire. — Dans un communication faite à la Société médicale du Caucase, publiée en 1884, le Dr Ivan J. Kriviakin, de Botlikh, dans le Daghestan, conseille l'emploi du massage abdominal comme traitement curatif de l'obstruction intestinale. Il nous apprend que le procédé n'exige qu'un seul aide et celui-ci se nomme la patience. L'opérateur oint ses mains d'huile, et écartant les pouces autant que possible des index, les juxtapose, appliquant alors les mains sur la partie inférieure de l'abdomen, le malade étant dans le décubitus dorsal, il passe ses mains d'abord de bas en haut, puis dans le sens contraire, ensuite de droite à gauche, etc.., avec une pression forte et égale. Ces manipulations sont continuées pendant 20 minutes, à l'expiration desquelles, s'ensuit un véritable orage péristaltique, dans les intestins ; le malade qui, au commencement de la séance, se sent mal à l'aise mais qui au bout de dix minutes commence à être soulagé, est alors laissé en repos pendant une heure et demie : puis une deuxième séance d'un quart d'heure est recommencée, au besoin. Mais, en régle générale, une seule séance suffit pour obtenir un résultat. Il arrive assez souvent, que dans le cours des manipulations, une tumeur allongée en saucisse, est nettement perçue ; dans ce cas le tapotement est surtout utile. Le Dr Kriviakin trouve cette méthode de traitement d'une valeur inappréciable dans tous les cas d'obstruction intestinale, quelle qu'en soit la cause : il cite le cas d'un homme âgé de 31 ans, d'apparence robuste, qui présentait, avec une constipation de dix jours, des vomissements et éructations fétides, un hoquet constant, et une distension de l'abdomen, accompagnés de crises, de violentes douleurs abdominales. On soupçonna l'existence d'un involvulus : mais, après une séance de vingt minutes, des selles copieuses et extrêmement fétides s'en suivirent, la défécation étant renouvelée cinq fois à intervalles très rapprochés.

Ces observations ont été confirmées par les docteurs J. A. Goralevitch, Nekrasoff et M. K. Golbeck, qui ont tous rapporté des cas de ce genre soignés par eux. Le massage de l'abdomen est fréquemment employé à l'hopital de Dorpat où la plupart des malades sont des paysans livoniens.

M. Trèves, parlant du massage dit : « Quant à » son effet, dans les cas d'accumulations fécales, il » doit agir en grande partie comme moyen mécanique, modifiant la forme et la position de la » masse stercorale ; il paraît aussi agir comme » stimulant direct de l'intestin ; car, peu après le » commencement des manipulations, surviennent » des mouvements péristaltiques, pouvant être » assez intenses pour produire de véritables

» coliques. Il est possible que ce résultat soit
» dû à la stimulation directe du plexus d'Auer-
» bach, auquel on attribue la fonction régulatrice
» du rhythme péristaltique. La stimulation de
» la peau des parois abdominales peut aussi avoir
» une certaine influence : cette région est animée
» par des filets venant des sept derniers nerfs
» dorsaux. Ces mêmes nerfs contribuent en grande
» partie à constituer les nerfs splanchniques. Il
» n'est pas nécessaire d'insister sur le rôle de
» ces derniers dans le système nerveux abdo-
» minal ; on n'a pas encore établi exactement
» l'influence qu'ils exercent sur l'intestin ; mais,
» en ce qui concerne le mouvement, ils parais-
» sent renfermer et des fibres excitatrices et des
» fibres inhibitrices. Cette explication du méca-
» nisme du massage n'est pas entièrement satis-
» faisante, mais ne serait pas de nature à sup-
» porter une critique sévère. »

Notre ami M. Jennings a soigné avec M. Fège,
un malade atteint de constipation depuis plus
de 20 ans, qui lui avait été adressé par M. Bazy,
chirurgien des hôpitaux de Paris. Il n'allait
jamais à la garde-robe qu'à l'aide de lavements
ou d'autres agents excitateurs de l'intestin. Dans
ces derniers temps même, les lavements n'avaient
plus aucune action. Appelé auprès de lui, il insti-
tua immédiatement le traitement par l'électricité
(méthode de Boudet de Paris), auquel quelques
jours après, il combina le massage abdominal
(méthode du Tremble de Georgi modifiée et tapotement). Les séances durèrent de 15 à 25 minutes.
Dès le début le malade éprouva un grand soula-

gement : son ventre lui pesait moins et de fait,
le ballonnement diminua très rapidement. Pendant toute la durée du traitement, le tympanisme
ne reparut jamais : la difficulté seule d'aller à
la selle, résultant de l'habitude invétérée, persista. M. Jennings eut en outre à combattre l'état
moral du malade, qui présentait « une véritable
monomanie de la constipation ». Son esprit, en
effet, était constamment préoccupé de cet état ;
il escomptait à l'avance et non sans terreur, les
conséquences fâcheuses qui pourraient résulter
de l'absence de défécation. Pour combattre cet
état particulier, M. Jennings a remplacé, après
trois semaines, les courants continus par des
bains d'électricité statique. A partir de ce moment, environ une semaine après, le malade dé-
clare spontanément qu'il allait mieux. Il était
entièrement délivré de cette obsession mentale.
Au trente-quatrième jour, le malade eut une
selle difficile, *mais naturelle* : « Cela, dit-il, ne
lui était pas arrivé depuis 10 ans. » Dès ce jour,
tous les matins, régulièrement, il eut des selles,
de moins en moins difficultueuses, sans avoir recours aux moyens habituels. Le traitement fut
continué une quinzaine de jours encore. La guérison se maintient et semble définitivement assurée.

Georges Berne a employé avec succès le massage abdominal, comme traitement de certains
cas de constipation rebelle à l'action des moyens
thérapeutiques usuels (1); il attribuait la constipation soit à l'atonie de la tunique musculeuse du

(1) Berne, *Journal de médecine de Paris,* nᵒ 1, 2 janv. 1887.

gros intestin et à la diminution de sa contractilité, sòit encore au défaut de sécrétion du suc
intestinal ou de la bile (constipation cholestatique
de Spring) ou bien à un obstacle mécanique en-
travant le cours des matières stercorales (matières
trop dures), etc. ; considérant aussi la constipation
comme le résultat fréquent des troubles nerveux
dus à l'hystérie et aux lésions médullaires. Il
recommande de pétrir le tégument abdominal, et
ensuite les muscles abdominaux, puis de presser
doucement sur la région cœcale, au moyen de
l'extrémité palmaire des quatre derniers doigts,
et enfin, d'exécuter, à l'aide du poing fermé, un
massage très profond du côlon. Ennemi de toute
pratique brûtale, Berne veut que ce massage
soit à la fois très doux et très profond. Il recommande, de plus, d'exercer de légères pressions sur
le fond de la vésicule biliaire, qui est du reste
très accessible, le malade étant légèrement in-
cliné en avant.

On devra : 1° s'enquérir de l'état des organes
voisins du gros intestin, afin de rechercher s'il
n'existe pas de contre-indications résultant de la
présence de tumeurs, inflammations, grossesse,
etc., 2° faire prendre aux malades la précaution
d'uriner avant la séance, afin de faciliter les pressions profondes, 3° rechercher s'il n'existe pas de
calculs dans la vésicule biliaire. Dans le cas où
l'examen de la région démontrerait l'existence
de calculs hépatiques, on aurait à éviter de
presser sur la portion du côlon transverse qui
avoisine la vésicule ; la brusque collision des
calculs pourrait en effet provoquer des lésions de

ce réservoir de la bile ; par voie soit directe, soit indirecte, l'excitation de la contractilité de la vésicule favorise l'expulsion de la bile vers le duodénum.

Berne recommande de presser principalement sur la région cœcale. Dans le cas d'accumulation de matières trop dures, le massage est le meilleur moyen à employer pour obtenir la trituration de ces matières. Aussi bien, Berne, recommande-t-il de s'adresser, avant toute intervention, à ce moyen, dans le cas d'obstruction intestinale par accumulation de matières trop dures.

Voici les conclusions de George Berne :

1° Le massage abdominal est un moyen *toujours inoffensif et salutaire* dans le traitement de la constipation rebelle à l'emploi des moyens thérapeutiques usuels.

2° La durée de chaque séance doit être de 15 à 20 minutes. Les séances seront d'abord quotidiennes dans la première période du traitement.

3° Les selles naturelles se produisent en général vers la 6ᵉ séance. L'effet du traitement se perpétue après la cessation du massage.

4° Berne recommande de presser doucement au niveau du fond de la vésicule biliaire, et de solliciter les contractions de ce réservoir, afin de favoriser le cheminement de la bile vers le gros intestin. Cette manœuvre lui est propre, et complète, croit-il, utilement les procédés de massage connus de nos jours.

5° Le massage, tout en provoquant la sécrétion plus abondante du suc intestinal, stimule la contractilité au gros intestin par action sur le système diastaltique intra-viscéral.

6° En dehors de tout phénomène réflexe, le massage agit mécaniquement et facilite le cheminement du contenu de l'intestin.

Le Dr Cheadle a rapporté récemment trois cas d'invagination traités par l'insufflation conjointement avec le massage.

Dyspepsie. — Dans la dyspepsie et autres troubles· fonctionnels de l'appareil digestif, le massage est très utile : appliqué sur l'abdomen, c'èst un stimulant puissant des sécrétions gastriques et biliaires. Gopadze et Shpoliansky ont démontré que sous l'influence du massage, les aliments sont retenus bien moins longtemps dans l'estomac, et dans le cas de digestion lente et pénible, le pétrissage, alternant avec la pression intermittente par les mains tièdes, a été préconisé par M. Dally. Il y a quelque temps, on a publié le cas d'un juge colonial en retraite, « homme d'intelligence et d'expérience, habitué, dans sa carrière, à distinguer la vérité de l'erreur », qui fut guéri d'une dyspepsie ancienne par un court emploi du massage. La guérison fut complète, et il put, dans la suite, manger et boire comme tout le monde, sans gêne ni souffrance.

Pour les flatuosités, c'est d'une application utile. Une jeune fille me dit récemment qu'elle devenait tellement gonflée après les repas qu'elle regrettait de ne pas être mariée afin de pouvoir sauver les apparences.

Rubens-Hirschberg à appellé l'attention sur les bons effets du massage dans les affections de l'estomac.

L'effet du massage sur un estomac qui fonctionne mal est multiple :

1° Dans un estomac dont les muscles sont affaiblis et qui demande presque le double du temps normal pour se débarrasser de son contenu, comme c'est le cas dans la dilatation, le massage anime les contractions de l'estomac et l'aide à se débarrasser plus rapidement de son contenu. En animant les contractions des muscles de l'estomac, le massage provoquera une fluxion de sang plus intense vers cet organe et facilitera la nutrition de ces tissus. Le résultat sera le même que dans n'importe quel muscle appelé à un travail plus énergique, c'est-à-dire une augmentation de volume et de force de ce muscle. On comprend l'importance de cette action pour un estomac dilaté dont l'état morbide consiste dans la faiblesse de son tissu musculaire. La disparition de la dilatation stomacale dans un cas relaté par Rubens-Hirschberg (1) doit être attribuée à une tonisation des muscles de l'estomac:

2° En provoquant les contractions de l'estomac et un afflux de sang plus considérable vers cet organe, le massage produira une sécrétion plus abondante de suc gastrique. Ce deuxième effet est d'une grande importance dans la dyspepsie chronique, due au catarrhe de la muqueuse stomacale;

3° En modifiant les phénomènes de la digestion, le massage fera disparaître les sensations

(1) *Bull. de thérapeutique;* 1887.

pénibles pendant la digestion : douleur, brûlure, pesanteur, ballonnement, etc.;

4° Le massage des nerfs de l'estomac produira une série de phénomènes nerveux directs et réflexes, et agira favorablement dans les maladies nerveuses de l'estomac.

C'est la dyspepsie chronique. due au catarrhe et à la dilatation de l'estomac que Rubens-Hirschberg a traitée par le massage. Mais ce ne sont pas les seules maladies tributaires du massage. Ainsi, dans la dyspepsie des anémiques, et en particulier chez les chlorotiques, le massage donnera, croit-il, de bons résultats. En pathologie générale, on attribue une grande importance à l'anémie de la membrane muqueuse stomacale dans l'étiologie de l'ulcère rond de l'estomac. Le massage combattant cette anémie de l'estomac, sera un agent prophylactique puissant pour empêcher la formation des ulcères. Mais une fois l'ulcère formé, le massage doit être regardé comme contre-indiqué. Même chose pour le cancer de l'estomac.

Dans une communication toute récente à la Société médicale du Caucase, Gopadze se loue beaucoup du massage, dans le traitement du catarrhe du canal cholédoque commun. Les symptômes de ces cas furent l'ictère, les vomissements, l'inappétence et la constipation alternant avec de la diarrhée. Les observations se rapportaient à quatorze malades et au bout de huit jours le massage systématique amena invariablement une amélioration très notable.

(1) *Bull. de thérapeutique*, 1887.

Obésité. — Le massage est encore très utile et de la plus grande valeur, dans le traitement de l'obésité. Il réussit admirablement chez les dames qui, vers l'âge de trente-cinq ans, par suite d'une vie sédentaire, et pour d'autres causes qu'il est inutile de préciser, commencent à prendre de l'embonpoint et à perdre la finesse de leur taille. C'est une incommodité assez fréquente et je ne connais pas de traitement purement médical qui puisse en avoir raison. Le pétrissage et l'effleurage des membres, associés au pétrissage et au tapotement de l'abdomen suivant la direction du côlon, sont les meilleurs moyens. Le massage modifié peut être employé par des dames, privées d'exercice par leurs occupations personnelles, qui ont une tendance à l'embonpoint. Il est surtout utile à celles qui ont vécu dans les pays chauds et qui ont été condamnées à une vie trop sédentaire. Le Dr Lauder Brunton dit :

« Tout le monde sait combien l'exercice actif
» augmente l'appétit. Les échanges vitaux se
» font plus rapidement dans les organes; les
» déchets sont excrétés en plus grande abon-
» dance; et une alimentation plus copieuse est
» nécessaire. Mais il y a des sujets délicats et
» mous qui ne peuvent ou ne veulent faire de
» l'exercice. Il en est d'autres qui, tout en don-
» nant de l'exercice aux muscles de la vie de
» relation, ne peuvent pas mettre en mouvement
» les muscles involontaires des organes internes.
» Le traitement par le massage est d'un grand
» secours dans les deux cas. Il augmente la
» nutrition des muscles volontaires et des organes

» internes, et il amène quelquefois des guérisons
» de cas qui paraissent incurables. »

Il est un stimulant puissant de l'énergie, et
remonte mieux que quoi ce soit. Un médecin de
Sydney m'a dit qu'il rend des services impor-
tants chez les femmes qui ont vécu longtemps
sous le climat australien, et qui commençaient à
prendre de l'embonpoint ; des médecins américains rendent également témoignage à son utilité.

Il y a un an, je fus consulté par une dame de
38 ans, qui, comme résultat d'une trop bonne
chère et de trop peu d'exercice, avait conquis un
embonpoint excessif. Elle était courte d'haleine
et peu disposée à se donner du mouvement.
Jadis elle avait eu des goûts prononcés pour la
littérature ; mais tout le charme en était perdu
et même elle ne lui procurait que de l'ennui.
Son irritabilité était extrême, et était devenue une
cause de préoccupation pour ses amis et ses parents. Je prescrivis le massage et, en deux mois,
elle diminua de plus de dix kilogr. et il y eut une
amélioration notable sous d'autres rapports.

Une autre dame, qui se donnait 35 ans, obtint
par le massage une diminution de la taille de
cinq pouces et fit un excellent mariage.

Le Dr Benjamin Lee (1) rapporte le cas d'une
demoiselle de dix-sept ans qui fut guérie d'un
embonpoint considérable, presque exclusivement
par le massage. Il la décrit comme « de large char-
pente, d'une taille au-dessus de la moyenne, et

(1) *Blood and how to make it fat and how to reduce it.*

énormément grosse » ; son bras était plus gros que la cuisse d'une adulte ordinaire, et l'accumulation de la graisse dans l'abdomen était extraordinaire : elle ne pouvait aller qu'avec la plus grande difficulté, en partie à cause de la perte de force musculaire dans les jambes, en partie à cause de sa masse pesante. Tous les jours, elle se faisait descendre de son appartement par deux personnes, et porter dehors où, par le beau temps, elle respirait le grand air, c'était le seul exercice dont elle était capable. Elle souffrait si cruellement de douleurs le long du rachis qu'on soupçonnait l'existence d'une maladie de la colonne vertébrale. Quelques semaines de massage produisirent un changement merveilleux et au bout de trois mois, elle put faire sans fatigue une promenade d'un kilomètre. Au printemps suivant elle fit une marche de huit kilomètres venant à la ville pour montrer à son médecin que sa guérison était complète. La tournure, paraît-il, est maintenant aussi remarquable par son élégance et sa légèreté qu'elle l'était auparavant par son ampleur informe et encombrante.

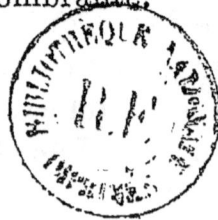

CHAPITRE VIII

LE MASSAGE DANS LE RHUMATISME,
LE LUMBAGO,
LES MAUX DE REINS ET LES DOULEURS DE JAMBE.

Dans le rhumatisme et les affections rhumatismales, le massage jouit depuis longtemps d'une haute réputation. Il est efficace aussi bien dans les formes articulaires que musculaires. Dans un travail du docteur W. Balfour (1), nous trouvons une description du traitement du rhumatisme par la percussion, les frictions et la compression. L'attention de l'auteur avait été dirigée de ce côté par sa propre expérience. « Je fus pris, dit-
» il, d'une affection rhumatismale de l'épaule
» gauche, localisée au deltoïde et la douleur par-
» fois, mais surtout vers le matin, dans la cha-
» leur du lit, était tellement intense que je ne
» pouvais m'empêcher de crier. Essayant un jour
» dans ces conditions, de mouvoir le bras, tâche

(1) W. Balfour, 1816, *Recherches avec observations, sur un nouveau mode simple et expéditif de guérir le rhumalisme et l'entorse sans affaiblir la santé.* Edimbourg.

» à laquelle il ne suffisait pas de ses propres
» forces, je l'empoignai fermement de la main
» droite vers le milieu du muscle endolori ; à
» mon grand étonnement, et à ma grande satis-
» faction, la douleur disparut immédiatement et,
» pendant que je tenais ainsi mon bras j'en fis ce
» que je voulais, sans autre secours que la com-
» pression de la main droite. » C'est ce qui
l'amena à s'occuper du sujet, et à employer systématiquement dans bon nombre de cas de rhumatisme la compression, la friction et la percussion, en somme le massage rudimentaire et
primitif. L'observation, de beaucoup la plus frap-
pante, rapportée dans le livre de Balfour, est celle
de madame Rey de Ruaz, dame française, rési-
dant depuis longtemps à Edimbourg. Elle avait
une disposition héréditaire à la goutte et paraît
en avoir été atteinte depuis l'âge de six ans :
l'auteur rapporte que, quand il la vit pour la première fois, « tous les doigts étaient extrêmement
» faibles, quelques-uns gonflés, d'autres d'une
» sensibilité si exquise qu'elle ne pouvait sup-
» porter le moindre attouchement, ni soulever
» son verre d'une seule main ; elle y arrivait ce-
» pendant en rapprochant les deux mains par
» leur face dorsale. Les deux poignets étaient
» raides et douloureux, et celui du côté gauche
» ne pouvait se mouvoir qu'avec la plus grande
» souffrance. Les deux coudes étaient également
» affectés. L'extension et la flexion étaient di-
» minuées de moitié par l'articulation gauche.
» Chaque humérus portait une grosse tumeur,
» au-dessus et à proximité du condyle interne,

» d'une telle sensibilité que la moindre pression
» faisait crier la patiente. Tous les muscles, au-
» tour de l'humérus, étaient raidis, noueux, et
» épaissis dans toute leur étendue. Le deltoïde
» donnait la sensation de deux planches ; la ma-
» lade ne pouvait supporter le moindre attouche-
» ment au niveau des attaches des clavicules aux
» épaules, et au pli des articulations, il lui était
« impossible de porter la main à la tête... Seule
» sa tête et une partie peu étendue de la région
» antérieure du tronc étaient indemnes; elle
» n'avait pas, depuis huit ans, fait un seul pas. »

L'observation de cette dame tient près de vingt
pages, et est trop longue pour être rapportée en
entier ici. Sa santé fut complètemeut rétablie en
cinq mois, par les frictions, la percussion et la
compression, sans avoir pris de médicaments, à
l'exception « de quelques pilules laxatives, de
» juleps salins pour combattre la fiévre. »

Dans le « Code de santé et de longévité » de sir
John Sinclair (1), on trouve une relation des
moyens par lesquels l'amiral Henry Rolvenden
opéra sa propre guérison de rhumatismes, d'une
tendance à la goutte, du tic douloureux, de crampes et d'autres maladies, y compris une cataracte ;
il paraît que c'était dans l'année 1787 qu'il commença ses expériences médicales. « Et cela seule-
» ment d'une manière superficielle, peu suivie,
» et se demandant même si elles ne lui seraient

(1) John Sinclair, *Principes d'hygiène.* Extraits du *Code de
santé et de longue vie,* traduits de l'Anglais par le professeur
Odier, 1823.

» pas nuisibles et ses amis craignant quelques
» fâcheuses conséquences. » Les instruments
employés tout d'abord étaient en bois ; mais
ensuite il y substitua l'os. Les appareils en os
étaient confectionnés avec des côtes de bœufs et
il trouva un grand avantage à les avoir courbés,
comme pouvant mieux s'appliquer aux diverses
conformations du corps. Les saillies qui exis-
taient étaient soigneusement conservées ; on en
créa même d'autres artificiellement au moyen
d'une lime. On nous raconte que chaque partie
du corps était soumise quotidiennement à l'action
de ces instruments dans le but de conserver la
santé et de retarder les infirmités de la vieillesse.
Les outils étaient appliqués au genou, aux che-
villes et au cou-de-pied, qui étaient enflés et
indurés par le rhumatisme et très douloureux
au toucher, et quoique l'opération fût faite très
légèrement, il en retira un très grand avantage.
Plus tard, il se servait d'un marteau de fer ordinaire, muni d'une couche de liège recouverte de
cuir ; il se servit avec persévérance de cet
instrument, pendant trois ans environ, matin et
soir, employant aussi de petits outils en os à
saillies, pour assouplir les tendons. Il réussit complètement à faire disparaître les tuméfactions et,
en poursuivant ce traitement, recouvra l'usage de
ses membres. C'est là, très clairement, une
application primitive du massage ou tout au
moins du tapotement.

Beaucoup de masseurs se servent d'huile
ambrée dans le traitement du rhumatisme,
frictionnant la partie malade avec la paume de

la main : c'est une huile volatile obtenue par la distillation de l'ambre, purifiée par rectification. Pure, elle est presque incolore c'est l'*Oleum succini* de la pharmacopée des Etats-Unis, l'huile volatile de succin des auteurs français. Je la trouve excellente pour le cas légers et je la prescris souvent à ceux qui ne peuvent pas faire du massage. On suppose que c'est la substance active du liniment de Roche, et aussi de l'huile d'Haarlem qui est un mélange de baume, de soufre, de goudron de Barbade, d'essence de térébenthine, d'huile de lin et d'huile d'ambre. Employée en frictions sur l'épine dorsale, matin et soir, c'est un remède excellent pour la coqueluche.

Les cas que nous avons cités plus haut ne sont pas rapportés comme observations de rhumatisme. Le massage m'a rendu souvent les plus grands services, dans cette dernière affection, même après l'insuccès complet des frictions ordinaires.

Une dame, qui a été atteinte, depuis de longues années, de rhumatisme articulaire chronique, m'a assuré qu'elle s'était mieux trouvée d'un massage de trois semaines, fait sous ma direction, que de toutes les médications qu'elle avait essayées, et ce n'est pas là un fait isolé.

Lumbago. — M. Martin (de Lyon) a publié des observations de traitements par le massage, et Laisné a rapporté d'autres cas traités par ce qu'il appelle le massage, par « ondulation (1) ». Ce dernier procédé se pratique à peu près de la manière

(1) Nap. Laisné, *Du massage, des frictions, des manipulations*, Paris, 1868.

suivante : le malade est couché sur le ventre, un oreiller étant placé sous l'abdomen, pour relâcher les muscles lombaires. L'opérateur applique alors les extrémités des doigts, légèrement écartés, un peu au-dessous du siège de la douleur, à droite de la ligne médiane. On porte les doigts de bas en haut au-dessus de la douleur, avec une pression légère et en décrivant en même temps une série de petits cercles. Quand le siège de la douleur est dépassé, on recommence de même du côté opposé. Si la douleur est localisée d'un seul côté, ou si elle est plus vive d'un côté que de l'autre, il faut y insister davantage : mais, le plus souvent, il sera préférable de faire les mouvements d'abord d'un côté et ensuite de l'autre. A mesure que la douleur décroît, la pression devra être augmentée. Après 20 ou 25 minutes, on fait des mouvements semblables avec les éminences thénar et hypo-thénar, et on termine la séance par l'application d'une bande modérément serrée. Dans le lumbago, un examen attentif fera souvent reconnaître des points douloureux, dus, très probablement, à un état morbide quelconque des ligaments. Le massage et les frictions, faits sur le siège de la douleur, amèneront généralement la guérison de ce cas.

Maux de reins. — Rien n'est plus justiciable du traitement par le massage que ce qui est communément désigné sous le nom de « *maux de reins* ». C'est là un état complexe, qui peut être dû à des causes variées. Les malades sont généralement des femmes, et leurs souffrances sont, sans aucun

doute, très souvent des plus aiguës. Dans la
plupart des cas, ces maux de reins siègent dans
les muscles et résultent de l'effort ou de l'excès
de fatigue. L'effort peut avoir été égal des deux
côtés ; mais chez les malades qui, debout, ont
l'habitude de porter tout le poids du corps sur un
seul pied, il peut être limité à un seul côté. J'en
ai rencontré des exemples, chez de jeunes
femmes que leurs occupations obligent à se tenir,
pendant des heures, derrière les comptoirs :
quelquefois, cette douleur est symptomatique de
la grossesse, d'une accumulation de liquide
hydropique dans l'abdomen, ou même d'un excès
de graisse. Une cause, encore plus fréquente, est
une affection utérine, et cette douleur fait alors
partie d'un groupe de symptômes, se rattachant à
un déplacement. Plus rarement, elle résulte de
troubles des processus de la digestion et de l'assimilation. Les muscles, comme l'a fait observer
le Dr Georg Johnson, étant irrités plutôt que
nourris par les aliments imparfaitement digérés,
la douleur est souvent si aiguë que la malade
est dans l'incapacité temporaire de vaquer à une
occupation quelconque. Quelquefois elle dure
toute la journée et on peut même dire, toute la
nuit, tandis que dans d'autres cas, elle survient à
une heure régulière, le plus souvent, vers la fin
de l'après-midi, et dure jusqu'au moment du
coucher. Les souffrances sont sans doute très
vives : les malades disent fréquemment qu'il
leur semble qu'en s'enfonçant un couteau dans
le dos, elles pourraient trouver un soulagement
à ces douleurs à la fois sourdes et terribles.

J'ai connu une malade, atteinte de cette affection, qui arrêta un facteur ou un sergent de ville,
de bonne composition, pour le prier, les larmes
aux yeux, de lui donner un bon coup de poing
entre les épaules, afin d'enlever sa douleur...
Dans beaucoup de cas, j'ai vu obtenir par le
massage un soulagement, rapide sinon immédiat. Comme moyen accessoire, je conseille
d'habitude le vin de Bourgogne, l'huile de foie
de morue et les hypophosphites. Les emplâtres
de menthol sont utiles de même que les application de crayons de menthol et de capsicum.
Beaucoup de personnes souffrent de douleurs
vagues et d'inquiétudes dans les jambes soi-disant
rhumatismales ou névralgiques. Chez les jeunes
gens elle est connue sous le nom de « douleurs de croissance » ; celles-ci sont extrèmement
vives et le malade souffre assez fréquemment, en
même temps, d'abattement et de dépression : elles
peuvent être associées avec de la constipation et
des troubles de la digestion ; mais cela n'est pas
constant. Nous connaissons peu la nature de ces
douleurs, mais nous savons qu'on peut les soulager par le massage.

Douleurs obscures. — Je fus consulté pour des
crises périodiques de douleurs dans les jambes ;
le malade ne pouvait en donner aucune description ; il disait qu'elles n'étaient pas aiguës.
Chose assez étrange, il ne pouvait non plus les
localiser. Il croyait que ce n'était pas dans les
articulations, mais il ne pouvait indiquer où il
les ressentait. Il n'y avait pas de sensibilité, mais

les jambes lui paraissaient lourdes, et sans cesse endolories. Quelquefois ces sensations occupaient les bras, et de préférence, les épaules et les poignets; il en était rarement incommodé, la nuit, et elles n'étaient jamais pour lui une cause d'incapacité. Il n'avait point eu de rhumatisme articulaire aigu ou autre maladie grave; menait une vie à peu près régulière, mangeant bien, travaillant beaucoup, et faisant assez d'exercice: il n'avait aucune tendance héréditaire à la goutte, autant qu'il le savait, et buvait d'habitude du vin du Rhin et de Bordeaux, ne faisant usage de la bière que fort rarement. Il était, du reste, dans une situation de fortune très convenable, mais il avait eu du mal à l'acquérir. Les crises douloureuses duraient généralement de trois ou quatre heures et quelquefois toute la journée; elles étaient accompagnées d'une grande dépression mentale ; elles étaient exagérées par tous les ennuis et soucis possibles. Je ne pus donner aucune opinion sérieuse sur l'origine et la nature de ces douleurs, mais je proposai le massage, comme moyen de traitement, et un prompt soulagement en résulta.

CHAPITRE IX

LE MASSAGE ET LA NEURASTHÉNIE

Le Dr Douglas Graham (de Boston) se loue hautement du massage dans le traitement de la neurasthénie. Il le conseille pour ceux qui, « malgré le repos, le changement et les médica- » tions son atteints de neurasthénie chronique, à » la suite de revers de fortune, de surmenages, » d'ennuis, de perte de parents, d'espérances dé- » çues, ou comme conséquence d'une affection an- » térieure quelconque guérie ou devenue d'une » importance secondaire. » Ces symptômes peuvent paraître quelque peu obscurs, mais j'ai certaine- ment eu avec le massage de très beaux succès, dans cet état, qui, faute d'un nom plus précis, a été appelé faiblesse nerveuse spinale (*neuras- thenia spinalis*). En parlant de cette condition, il dit : « Une longue expérience m'a démontré que » ces cas ne sont pas rares et qu'ils sont d'une » grande importance pratique; ils donnent lieu » à une sérieuse préoccupation et au malade et » au médecin, à cause des analogies frappantes

» qu'ils présentent avec les maladies graves de la
» moelle. » Ces cas de faiblesses médullaires se
rencontrent le plus souvent chez les gens riches
et instruits. J'ai vu récemment un jeune homme
ayant eu de brillants succès universitaires, qui
travaillait beaucoup en vue d'une carrière : c'était
un grand et solide gaillard, capable de supporter
la plus grande fatigue physique ; mais au lieu de
se livrer aux exercices de corps, il préférait lire
des livres de médecine et analyser ses propres
impressions et sensations. Il se plaignait « d'inquiétudes pendant la nuit », de l'impossibilité
de concentrer l'esprit », de « refroidissement des
mains et des pieds », de « douleurs brûlantes
dans le dos et les reins », d' « obscurcissement de
la vue » d' « engourdissement des mains et des
doigts, » et de « rêves désagréables ». Son appétit était bon ; il se nourrissait bien et je ne pus
reconnaître en lui aucune maladie organique. Il
avait pris pas mal de médicaments et essayait le
repos et le changement d'air sans grand résultat.
Je conseillai alors l'effleurage et le pétrissage
du dos et des jambes et l'application de courants
constants, au moyen de grands électrodes d'éponges
aux dernières vertèbres dorsales : au bout de six
semaines tous les symptômes avaient disparu.
Un autre malade se plaignait d' « être sombre et
triste, en compagnie », d' « avoir perdu la mémoire et les forces », d' « avoir des tremblements
dans le cou et l'épine dorsale », d' « être très
nerveux et d'éprouver, une fois couché, la sensation de chute dans l'espace. »

La neurasthénie ou tout au moins un état très

analogue est très fréquent chez les Américains qui ont été engagés dans de grandes opérations financières.

J'ai, tout dernièrement, donné des soins à un monsieur qui en était un exemple frappant : très certainement c'était un des joueurs les plus brillants et les plus originaux que j'aie jamais eu la bonne fortune de rencontrer, un causeur spirituel, et un écrivain de talent. Il avait créé une entreprise gigantesque. Il me dit qu'il écrivait ou dictait au moins 90,000 lettres par an ; il avait voyagé dans tous les pays du monde et avait eu d'éclatants succès ; il avait personnellement supporté tout le poids de ses affaires, et après douze ans d'un travail incessant de jour et de nuit, il reconnut qu'il n'en pouvait plus, et qu'il était momentanément « à bout de forces ». Il essaya du repos, mais pour un homme de son tempérament c'était une impossibilité ; et il avait peu ou point de confiance dans les médicaments. Il avait expérimenté toutes les « cures » mais sans résultat notable. Il avait un tel excès d'énergie qu'il achevait toujours une cure de trois semaines, dans moins de trois jours. A sa requête je lui fis de l'électricité, employant quelquefois le courant continu, d'autres fois des courants faradiques et ce traitement lui réussit mieux que tout ce qu'il avait essayé antérieurement(1). Je ne peux pas dire que j'aie institué un

(1) Dans des cas semblables nous nous sommes très bien trouvés des bains d'électricité statique prolongés. C'est un moyen calmant de premier ordre que, d'accord avec mon maître le Dr Dujardin-Beaumetz, je préfère aux traitements médicamenteux pour les malades surmenés et énervés. O. J.

traitement ; mais, j'ai dirigé le malade dans la voie qu'il voulait suivre. Jamais je n'ai eu un client plus sympathique et plus intéressant. Ses souffrances étaient très réelles ; je n'y restais pas indifférent et son amélioration me causa la plus vive satisfaction.

La méthode de Weir Mitchell est très employée aujourd'hui, dans le traitement de ces cas. Ce n'est pas le massage, dans le vrai sens du mot ; c'est une combinaison de l'isolement, du repos, de la suralimention, de l'électricité et des frictions. J'ai vu beaucoup de cas dans lesquels ce système a réussi à merveille, le malade en retirait le plus grand bien. Chez d'autres cependant, il y eut des insuccès lamentables et des conséquences fâcheuses en sont résultées pour le corps et pour l'esprit. La séquestration est une chose sérieuse et il faut aussi tenir compte de la dépense. Ce traitement peut revenir à deux ou trois mille francs pour quelques semaines : c'est là un chiffre qui peut ne pas être exagéré, mais j'avoue que cela me paraît fort et je serai certainement très fâché d'avoir à le payer. Le Dr Benjamin Lee, qui fait autorité dans la manipulation thérapeutique du massage, en Amérique, ne considère pas la « suralimentation » comme un bienfait sans aléa, car il dit : « L'ortolan d'Italie, » séduit par des levers de soleil artificiels, fait » ses cinq repas par jour ; il n'est pas cependant » aussi gai ou alerte que son cousin d'Amérique, » le « *bobolink* » qui ne mange que deux fois. » L'oie de Strasbourg n'est certes pas le modèle » de la santé et de la vigueur, et quel que soit

» l'attrait du pâté de foies gras pour le palais du
» gourmet, les parties qui le composent n'étaient
» pas des sources de bien-être pour leurs pro-
» priétaires volatiles (1). La vie, qui dépendait
» de tels foies, ne valait assurément pas la
» peine d'être vécue. » Zabludowski, critiquant
ce mode spécial de traitement dit « que c'est
une erreur de placer » des neurasthéniques
dans un établissement ou « home » où nombre
de malades sont réunis : ils ne s'en trouvent
jamais bien. Il vaut mieux que les malades
soient entourés de personnes bien portantes et
robustes, que de gens débiles et émotifs. Il croit
aussi qu'en soumettant journellement les patients à des massages de plusieurs heures on
peut faire plutôt du mal que du bien; les tenir
découverts aussi longtemps, n'est pas exempt
de danger et il en résulte fréquemment des
refroidissements chez les frileux. Le massage
peut être comparé par ses effets aux bains de
mer : un plongeon agit comme tonique, remon-
tant la vigueur, tandis qu'une immersion prolongée déprime et affaiblit les forces vitales. La
malade devrait rester maîtresse dans sa maison,
ne pas recevoir d'ordre de ses domestiques, ni
être sous leur dépendance : nous devons l'encourager à faire acte de volonté et non pas chercher
à amoindrir sa dignité. Le livre du Dr Weir
Mitchell « *Fat and Blood* » « essais sur le traitement de certaines formes de neurasthénie et

(1) Lereboullet, *Mémoire sur la structure intime du foie et
sur la nature de l'altération connue sous le nom de foie gras,*
Paris, 1853.

d'hystérie », peut être considéré comme classique (1).

Dans un mémoire sur le repos dans les maladies nerveuses qui a paru dans les Leçons cliniques de Séguin en 1875, Weir Mitchell, fait observer qu'il est très facile pour le médecin de dire à une malade, couchée depuis un mois, et capable de se lever : « Le moment est maintenant de « quitter le lit » ; mais il peut se faire qu'elle en soit arrivée à croire qu'elle ne peut plus se lever, et il n'est pas toujours facile de lui rendre la conviction de sa capacité pour marcher. Il existe d'autres graves inconvénients à ce traitement par l'isolement. En premier lieu, il marque la malade du coin de l'hystérie ; ensuite bien des gens ne comprennent pas la distinction entre l'isolement et la séquestration, et pour une jeune fille, le fait d'isolement peut créer des ennuis plus tard quand il sera question de la marier. Il nous paraît peu prudent de confier un appareil galvanique à des mains inexpérimentées, et de permettre à une garde-malade de s'en servir sans savoir et peut-être sans se soucier du mal qu'elle peut faire et des inconvénients qui peuvent s'ensuivre. La dépense, ai-je dit, est aussi à prendre en sérieuse considération, et si on ne doit pas s'adresser à des personnes expérimentées, comme il arrive si souvent, je ne comprends pas pourquoi on paierait des prix aussi élevés. Ce mode de traite-

(1) Ce livre a été traduit en français, sous le titre : *Du traitement méthodique de la Neurasthénie*, Paris, O. Berthier, éditeur, 1883.

ment est, je n'en doute point, parfaitement légitime, mais très exposé à dégénérer avec des personnes sans scrupule, en exploitation et en charlatanisme..

CHAPITRE X

L'IRRITATION SPINALE ET LE MASSAGE

Le massage est de la plus grande utilité dans les formes différentes de cette condition particulière et intéressante décrite, il y a quelques années, par feu Thomas Pridgin Teale (de Leeds) et par deux frères, les Drs Griffin (de Limerick), connue maintenant sous le nom « *d'irration spinale.* » Pridgin Teale dit dans son traité classique : « Les symptômes de cette affection com-
» prennent une variété infinie de fonctions mor-
» bides des nerfs de la sensibilité et de la volonté
» ayant leur origine dans la mœlle épinière, et
» les parties dans lesquelles les manipulations
» ont lieu correspondent à la distribution du
» nerf. Les états morbides de sensation renfer-
» ment toutes les variétés, depuis le plus léger
» écart de la sensibilité normale, en un point
» jusqu'aux affections névralgiques les plus dou-
» loureuses d'une part, et d'autre part jusqu'à
» l'engourdissement et la perte du sentiment,
» comprenant : des douleurs qui peuvent être

» fixes, éphémères ou lancinantes suivant la
» direction des nerfs ; des sensations de picote-
» ments, et de cuissons, un sentiment de four-
» millements de la peau ou de courants de
» fraîcheur et beaucoup d'autres perversions de
» la sensibilité, dont il serait difficile de faire
» la description. Dans le système musculaire
» nous trouvons de la faiblesse ou perte de force
» et quelquefois une tendance à la contracture.
» Ces symptômes existent quelquefois à un degré
» si peu marqué que le malade n'y attache pas
» d'importance, et n'en reconnaît la présence
» que si on l'interroge spécialement. Il se plaint
» seulement d'un sentiment de faiblesse inexpli-
» cable et d'incapacité pour accomplir le moindre
» effort : d'autres fois, des tremblements l'ont
» alarmé ; des douleurs névralgiques, du cuir
» chevelu ou une douleur fixe dans les muscles,
» surtout quand il s'agit des muscles intercos-
» taux, ont fait naître des craintes de maladies
» graves du cerveau ou des poumons ; et quand
» la douleur siège dans les muscles de l'abdomen,
» l'esprit du patient est hanté par l'idée d'une
» maladie organique d'un viscère abdominal. »

Dans ces cas une sensibilité du rachis, correspondant à l'origine des nerfs intéressés, est toujours un symptôme important. Quelquefois cependant, on ne s'en plaint pas ; il faut la rechercher :
de temps à autre le malade n'en soupçonne même
pas l'existence, et ce n'est que la douleur provoquée par la main du docteur qui l'en avertit. Des
douleurs nerveuses, et des névralgies de différentes espèces, changeant subitement de situa-

tion, occupent une place parmi les symptômes les plus fréquents de cette étrange affection : elles surviennent sous l'influence du moindre effort, en soulevant un poids, en faisant un mouvement de rotation ou de flexion forcée des reins, ou par une tension mentale ou physique qui, en règle générale, sont calmées ou, tout au moins soulagées, par le décubitus horizontal. Teale dit : « L'ir- » ritation de la région cervicale inférieure de la » moelle fait naître un état morbide des nerfs des » extrémités supérieures des épaules, et des tégu- » ments des parties supérieures du thorax. Des » douleurs sont perçues en différents points du » bras, de l'épaule et du sein : quelquefois la dou- » leur suit la direction des branches du nerf tho- » racique antérieur du plexus brachial; moins » souvent la douleur est localisée à un point quel- » conque dans le voisinage de la clavicule, de » l'omoplate ou de l'articulation scapulo-humé- » rale, à l'intersection du deltoïde ou près du coude » ou encore elle s'élance, suivant le trajet de quel- » ques-uns des nerfs cutanés. Il arrive fréquem- » ment que l'un des seins ou tous les deux de- » viennent d'une sensibilité exquise et doulou- » reuse à la pression, avec un certain degré de » tuméfaction, et cet état s'accompagne de nodo- » sités irrégulières quand les douleurs névral- » giques sont déjà anciennes ». Des nausées, des hauts-de-cœur et des vomissements coïncident assez souvent, de même que la toux spasmodique et la gêne respiratoire. On rencontre fréquem- ment des palpitations, souvent associées à des sensations de pulsations sur le creux de l'estomac,

des battements dans les tempes, des bouffées de
chaleur et des menaces de syncopes. Ross dit
que les symptômes commencent par des maux de
tête, de l'insomnie, une irritabilité nerveuse exagérée, et par des douleurs mal définies de la face
ou des extrémités et par une faiblesse générale.
» Le malade se plaint, dès lors, de douleurs dans
» le dos, exagérées par l'exercice, siégeant le plus
» fréquemment entre les omoplates, ou bien à la
» nuque, moins souvent à la régionlombaire. Les
» apophyses épineuses de quelques vertèbres sont
» extrêmement sensibles à la pression, et à ce ni-
» veau la sensibilité de la surface cutanée est exa-
» gérée par l'application d'une éponge chaude ou
» du catode d'un courant galvanique. La sensibi-
» lité des vertèbres à la pression est, en vérité, le
» symptôme le plus important et le plus constant
» de l'irritation spinale, et ce fait offre un intérêt
» d'autant plus grand que la sensibilité spinale
» n'est jamais un symptôme frappant des myélites
» ou d'autres affections de la moelle. Le malade
» se plaint de différentes paresthésies et de dou-
» leurs névralgiformes des extrémités supérieures
» et inférieures, de l'occiput, de la face, de la ré-
» gion pelvienne, de la vessie, des organes géni-
» taux et des viscères ; le moindre effort est suivi
» d'une grande fatigue et d'épuisement, et la
» marche devient bientôt impossible, à cause de
» la douleur violente qu'elle cause. Les symp-
» tômes, fournis par la motilité, consistent en
» soubresauts fibrillaires, en spasmes de quelques-
» uns des muscles, mouvements choréiques, ho-
» quets, et dans quelques cas même, en contrac-

» tures permanentes. La contracture musculaire
» prolongée et spasmodique, comme dans le cas
» décrit par le Dr Radcliffe (1), est quelquefois le
» symptôme le plus frappant ». Dans un cas décrit
par le Dr Griffin, une pression légère, sur la sep-
tième ou huitième vertèbre, fut toujours suivie
d'insensibilité immédiate. Dans un autre cas, les
mêmes manipulations furent suivies d'une sensation de syncope. « En examinant la moelle
» épinière, bien qu'il n'y eût pas de sensibilité
» apparente, la sensation de la douleur lui était
» extrêmement désagréable dans toute sa lon-
» gueur. Quand le doigt s'arrêtait sur une des
» vertèbres dorsales, il pâlissait et devenait in-
» quiet, et si l'on avait continué, il se serait éva-
» noui. Il n'accusait pas de douleur, mais une
» sensation ou un frémissement subit et indes-
» criptible dans tout son être, dont on ne pouvait
» concevoir l'horreur. Il frissonnait à l'idée de se
» soumettre à de nouvelles expériences, et il lui
» restait une sensation de malaise en ces points
» qui durait toute la journée. Cependant, quand
» quelques semaines après, il consentit à renou-
» veler l'expérience, il éprouva exactement les
mêmes effets ».

Je ne connais aucune maladie où le massage
général réussit mieux que dans l'irritation spinale. Très souvent, ces malades ont pris l'habitude d'user de la morphine : mais ce mode de
traitement permettra au médecin d'en cesser l'emploi ou tout au moins d'arriver à une diminution

----

(1) Radcliffe, *Systèm of Medecine de Reynolds*.

considérable. J'ai récemment donné des soins à
une dame qui, autant que j'ai pu le constater,
souffrait de cet état. Elle avait, suivant toute probabilité, quarante-deux ans; mais elle aurait très
bien pu passer pour n'avoir que trente-quatre à
trente-cinq ans; chez elle, pas d'hystérie; elle
était une des femmes les plus instruites et les plus
accomplies que j'ai jamais rencontrées. Elle avait
une grande facilité pour les langues; elle était
peintre, musicienne, surpassant bien des hommes
dans les exercices du cheval, de la natation, et
même dans des jeux d'adresse. Les malheureux la
consultaient de préférence au curé et au médecin,
connaissant son bon cœur, et n'ignorant pas qu'ils
pouvaient toujours compter sur son aide, étant
sûrs de recevoir d'elle des conseils utiles et pratiques. Inutile de dire que, réunissant de si hautes
qualités, elle était mariée. Elle était malade depuis quelque temps, mais il lui fut impossible de
préciser la durée de l'affection, faisant peu de cas
de ses propres souffrances et refusant même de
relater ses symptômes jusqu'au moment où elle
se sentit incapable de continuer activement ses occupations. Elle éprouvait entre les omoplates une
forte douleur, qui survenait au moindre exercice
et même à la suite d'ennuis et d'anxiétés men-
tales. C'était une douleur chaude et brûlante, et,
à l'examen, on constata une sensibilité évidente
des apophyses épineuses des six premières vertèbres dorsales, augmentée par l'application d'une
éponge chaude. Le poids de ses vêtements lui
causait du malaise, de sorte que, même l'hiver,
elle était très légèrement vêtue : je conseillai un

traitement par le massage, elle vint à Londres, et prit un appartement pour être sous ma direction. Elle n'a jamais été isolée, mais pendant le premier mois, elle ne sortait que peu et ne recevait que de rares visiteurs : ce traitement produisit une amélioration. Mais elle n'était pas aussi accentuée que j'avais espéré et, en conséquence, nous modifiâmes le traitement pendant le deuxième mois : elle ne restait plus à la maison, et sortait tous les jours le matin, pour aller chez la masseuse, et l'après-midi pour faire des visites, ou s'occuper de ses affaires. Ce changement eut un résultat satisfaisant. La malade pouvait être considérée comme guérie, et assez bien portante pour rentrer dans sa famille et reprendre la vie de durs labeurs. La douleur du dos n'était pas entièrement disparue, mais elle ne revenait qu'à de longs intervalles, et après des excès de fatigue exceptionnels; je crois mon diagnostic exact, mais dans tous les cas, le résultat thérapeutique était excellent.

Friction spinale. — Les frères Griffin, quoi qu'ils ne connussent pas probablement le massage comme nous le comprenons aujourd'hui, se rendirent compte de l'utilité des frictions sur le rachis; ils disent « les frictions quotidiennes sur le rachis, dans toute la longueur, pendant un temps con-
» sidérable, ont été employées par la plupart de
» ceux qui se sont occupés de cette maladie. On
» s'en trouvera quelquefois bien pour remplacer
» le vésicatoire quand ce dernier ne convient pas,
» et parfois elles procurent plus de soulagement
» qu'aucun autre moyen. Elles sont particulière-

» ment utiles pour combattre la sensibilité mor-
» bide de la colonne vertébrale, que nous consta-
» tons, par la pression sur certaines parties. »

J'ai eu à soigner, depuis quelque temps, bon nombre de cas d'irritation spinale et quelques-uns, surtout les plus anciens, ont été très rebelles. Quand le progrès obtenu par le massage est lent, je fais généralement appliquer au rachis le menthol et le capsicum, sous forme de crayons. Le liniment fort de capsicum est une autre préparation, également très efficace. Dans un cas récent où tous les traitements avaient échoué, une large application de capsicum sur le rachis, suivie d'une injection sous-cutanée de sept gouttes d'une solution de nitrate de pilocarpine à 20°, fit merveille : la transpiration augmenta l'effet local du capsicum, mais sans produire de destruction ou de décoloration de l'épiderme. Parfois ces cas, comme je l'ai déjà dit, sont extrêmement difficiles à guérir.

État apathique. — Je fus consulté par une dame, qui me fut adressée du Derbyshire : j'ignore quel était son âge exact, mais elle pouvait avoir de trente à deux-deux ans. Elle avait souffert de vingt à vingt-trois ans de névralgie persistante, et depuis lors elle était restée invalide. Elle n'était pas positivement alitée ; mais elle passait presque toute la journée dans sa chambre à coucher, et ne se trouvait à l'aise que dans le décubitus dorsal. Les symptômes qu'elle éprouvait étaient assez mal définis : elle se plaignait surtout d'une douleur brûlante au rachis, s'étendant de la première à la cinquième vertèbre dorsale. Je

ne pus découvrir aucune maladie organique, et
cependant elle paraissait incapable du moindre
effort : l'appétit était bon ; pas d'anémie. Les fonctions intestinales et menstruelles étaient fort régulières et selon toutes les apparences, elle dési-
rait vivement guérir. Elle n'était pas sans culture
intellectuelle, mais elle avait passé la plus grande
partie de son existence dans une petite ville de
province, et était devenue apathique et indiffé-
rente, s'intéressant difficilement aux choses ex-
térieures. J'ai essayé pendant six semaines du
massage et de l'électricité : ensuite je lui badi-
geonnais le dos avec du capsicum ; puis je lui fis
quelques injections hypodermiques de pilocarpine, mais je dois le dire, sans grands effets. Elle
était absolument incrédule à l'égard de la médecine et avait essayé de tous les traitements, ex-
cepté le mariage. Je ne saurais dire si elle eût
guéri de cette façon.

CHAPITRE XI

LE MASSAGE DANS LES MALADIES ORGANIQUES

Il y a, sans doute, bien des maladies organiques pour lesquelles le massage a donné des preuves de son utilité.

Il y a quelque temps, j'ai rapporté (1) le cas d'un vieux monsieur de soixante-huit ans, qui se plaignait d'être court d'haleine et de devenir de plus en plus incapable de tout exercice, que j'ai traité avec succès par le massage : il avait été dans les affaires, et avait mené une existence des plus actives et des plus ardues. Il y a trois ou quatre ans, il se retira, et à partir de ce moment, sa santé commença à baisser. Son appétit laissait à désirer; il souffrait d'une constipation opiniâtre ; il était nerveux, inquiet de sa santé ; il avait un souffle systolique bruyant à la pointe et l'action du cœur était faible et irrégulière. Je conseillai le massage qui fut fait systématiquement, quatre jours par semaine, pendant un mois et demi ; dès le commencement, il était amélioré et, avant la

(1) *British medical Journal.*

fin du traitement, sa santé était meilleure qu'elle
n'avait été depuis de longs mois. L'appétit était
revenu ; les mains et pieds étaient plus chauds,
les fonctions intestinales étaient revenues, régulières ; il dormait bien la nuit, et il avait recouvré
la gaîté de la façon la plus satisfaisante.

J'ai soigné, il n'y a pas longtemps, une demoiselle dont le cas est encore plus frappant. Elle
avait vingt-deux ans et me fut amenée souffrant
de palpitations, de gêne de la respiration au
moindre effort ; elle présentait un œdème considérable des jambes ; elle était incapable de faire
aucun exercice : les jambes étaient tellement tu-
méfiées que la pression des doigts laissait une empreinte profonde. A l'auscultation, on trouva un
souffle bruyant du premier temps à la pointe. Elle
n'avait jamais eu de rhumatisme aigu, et ses parents ne se doutaient pas qu'elle avait une affection du cœur. Je lui prescrivis d'abord de la digitale, puis du strophantus, mais sans résultat marqué : on eut recours alors au massage systématique et presque aussitôt une diurèse abondante
survint et la malade fut débarrassée des symptômes les plus pénibles ; au bout de trois semaines, les jambes étaient revenues à leur état
normal et elle put marcher plus longtemps et plus
facilement qu'elle ne l'avait fait depuis deux
ans.

Dans tous les cas d'œdème des extrémités inférieures, où les tissus sont tuméfiés à tel point
qu'ils conservent l'impression des doigts, soit qu'il
résulte d'une maladie cardiaque ou d'une affection chronique des reins, le massage est d'une

grande utilité pour faciliter l'absorption et pour améliorer la circulation.

Le Dr Carl J. Rossander, professeur de chirurgie, à Stockholm, affirme que près d'un tiers des personnes qui se rendent dans cette ville pour le traitement par le massage, est atteint d'une affection de cœur quelconque ; il ajoute que les résulats sont très bons, et qu'il y a tout lieu d'être satisfait de l'amélioration obtenue.

Il a vu disparaître entièrement tous les symptômes d'une dégénérescence graisseuse, et les maladies valvulaires s'améliorer à tel point que les malades ont cessé d'en être incommodés, même quand les signes anatomiques persistaient sans changement.

Maladies du système nerveux. — Le massage est de la plus grande utilité comme calmant du système nerveux. Graham dit que « le massage » exerce, généralement, sur le système nerveux, » dans sa totalité, des effets qui sont particuliè- » ment agréables en même temps que profondé- » ment calmants et toniques. Pendant qu'on le » pratique, et souvent aussi quelques heures » après, les sujets se trouvent dans un état de béa- » titude et de repos. Il leur semble jouir d'un » long repos, ou être de retour de vacances ré- » paratrices ; assez souvent, ils voient momenta- » nément la vie tout en rose. Une aptitude pour » le travail s'ensuit généralement, quoique ceux » qui se soumettent à ce traitement deviennent » d'une glorieuse indifférence et voient dispa- » raître tous soucis sans raison d'être. » Dans l'*insomnie,* le massage général au moment du

coucher, facilite certainement le sommeil. J'ai
eu moi-même l'occasion d'en constater la valeur,
dans plusieurs cas que j'ai observés. Le résultat
est aussi rapide que sûr, le malade passant généralement une bonne nuit après la séance ; il a
cet avantage sur tous les narcotiques, c'est de
ne pas laisser de suites désagréables.

Je connais plusieurs financiers qui ont recours
systématiquement au massage : ils assurent
qu'il « calme le système nerveux », qu'il apaise
l'irritabilité excessive, et modère la tension d'esprit où ils se trouvent continuellement. D'autres
personnes, sans êtres courtiers ou coulissiers, se
préoccupent sans cesse des Suez, des Panama, des
Rio-Tinto, et elles aussi se trouvent très bien de
ce traitement, mais il faut reconnaître que le
massage ne convient pas à tout le monde, et on
ne devrait pas en faire usage sans les avis du
médecin.

Les vulgaires frictions médicales font souvent
du mal dans ce cas. Le Dr Walter Johnson, de
Great Malvern (1), dit : « La friction a un effet très-
» particulier sur le système nerveux. J'ai pro-
» voqué le sommeil par des frôlements légers
» et délicats, sur la partie supérieure du dos
« chez une personne souffrant d'insomnie, et
» tous ceux qui sont frictionnés convenable-
» ment ont une tendance à dormir. Mais il y a
» une manière de frictionner, qui irrite et excite
» les nerfs, et un frictionneur inexpérimenté,
» opérant de cette façon, peut produire les dé-

---

(1) Walter Johnson, *Anatriptic art.*

» sordres les plus épouvantables. Une dame
» souffrant de faiblesse spinale, vint à Malvern
» en villégiature. On lui présenta une soi-disant
» masseuse qui promettait un résultat merveil-
» leux. La malade écrivit à son médecin qui de-
» meurait dans une ville éloignée et reçut son
» adhésion au traitement. — On commença les
» frictions et on y persista malgré l'aggravation
» persistante de tous les symptômes défavorables.
» Enfin l'état de la dame empira à tel point que
» je fus mandé auprès d'elle. Je la trouvais souf-
» frant d'une congestion cérébrale aiguë, causée
» entièrement par ces frictions intempestives. »

Il y a beaucoup de maladies générales ou cons-
titutionnelles, dans lesquelles le massage est
utile. On pourrait ne pas admettre tout d'abord
que le massage ferait du bien dans l'*anémie*. Cependant, dans les cas rebelles, c'est un moyen
accessoire de la plus haute importance. L'anémie
persistante se rencontre souvent chez les femmes
qui ne font que peu d'exercice et qui restent en-
fermées la plus grande partie de l'hiver. Le fer
réussit jusqu'à un certain moment ; mais après il
n'est plus assimilé et ne réussissant plus, la malade ne continue pas à en prendre. Un traitement
par le massage, de courte durée, est alors très
efficace et, en revenant au fer, il y a immédiatement une amélioration sensible.

Syphilis. — J'ai eu à me louer du massage dans
certaines périodes de la syphilis, surtout chez la
femme. La malade a peut-être fait un traitement
convenable ayant pris du mercure en petite

quantité; à des intervalles répétés pendant un an
ou deux; et toutes les manifestations évidentes
ont disparu. Il persiste cependant un état général de faiblesse aggravée plutôt qu'améliorée
par les traitements médicaux. Le massage peut-
être alors employé, avec un bon résultat, la santé
générale de la malade s'améliorant rapidement.

Cancer. Le massage général a rendu des services chez une dame dont le sein gauche avait été
enlevé à la suite d'un cancer; il y avait eu réci-
dive de la maladie et les ganglions axillaires
furent pris dans une grande étendue: elle souffrait de douleurs avec sensation de « contraction », dans le bras correspondant. Le massage
des extrémités inférieures et du corps, donnait
toujours un soulagement momentané, la malade restant quelque temps dans ce qu'elle appelait « l'état magnétique », dans lequel la douleur était complètement abolie.

J'ai été consulté par une dame qui avait des
selles difficiles et douloureuses, dans lesquelles
on pouvait reconnaître de grands amas de
graisse non digérée. J'étais dans le doute quant
à la nature exacte de la maladie; je la considérai
cependant comme due à une affection du pancréas; le massage de l'abdomen fit du bien; mais
un soulagement plus complet fut obtenu par des
injections sous-cutanées de pilocarpine.

Fièvre intermittente. A priori, il semblerait peu
probable que le massage puisse être d'une grande

utilité dans aucune des maladies spécifiques aiguës, mais le professeur Mac Lean (de Netley) témoigne de sa valeur dans le traitement de la fièvre intermittente. Il dit que s'il est appliqué d'une manière suivie et convenable, il diminue la congestion des organes abdominaux et distribue le sang plus également dans le système, ce qui aide puissamment à sa dépuration ; qu'il régularise l'action des intestins, empêchant ainsi d'avoir recours aux purgatifs ; qu'il fait disparaître le sentiment d'oppression, de langueur et de lassitude ; qu'il active les frictions de la peau, et entretient un doux bien-être.

Dans la convalescence de beaucoup de maladies aiguës et chroniques, le massage est très utile. Il augmente la nutrition générale et le malade regagne des forces souvent très rapidement.

Névralgie. — Mon ami, le Dr Dujardin-Beaumetz, de Paris, dit grand bien du massage dans la névralgie, et je ne puis que confirmer son opinion. Dans ces cas, je m'éloigne généralement des méthodes ordinaires d'application, et je me contente d'une pression des points douloureux, opérée par le poing ou les doigts et associée à un mouvement de vibration légère, afin d'amortir la douleur qui pourrait en résulter. Dans la névralgie des extrémités, ce même moyen de traitement peut être employé avec avantage.

Migraine. — Il y a deux ans, à peu près, le Dr J. Norström fit paraître un travail remarquable sur le traitement de la migraine par le massage (1). Comme résultat d'un grand nombre d'observations, il admet que cette affection est assez communément accompagnée de dépôts inflammatoires dans les muscles du cou et de la tête ; il donne un tableau, montrant leur fré-

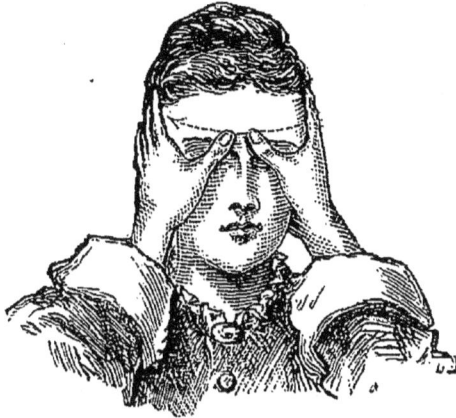

Fig. 7. — Massage appliqué au traitement de la migraine.

quence relative, suivant leur position ; d'après ce tableau on les rencontre le plus souvent dans la région cervicale postérieure. Quelquefois on voit en plus un épaississement des gaînes nerveuses et il peut exister une induration de tissu cellulaire sous-cutané : ces dépôts ne sont pas faciles à constater ; mais ils peuvent être reconnus par un observateur expérimenté, et seront trouvés beaucoup plus sensibles que les parties environnantes. Ils sont abondants dans les tissus du front et des tempes, et une douleur s'en irradie au vertex : assez fréquemment, aussi, la peau elle-même est indurée et d'une sensibilité

(1) J. Norström.

extrême. Vretlind est convaincu de l'existence
de ces dépôts et il prétend que le médecin ne
devrait jamais entreprendre de traiter une
névralgie ou migraine sans les avoir cherchés.
On peut dissiper la migraine par le massage (fig. 7)
et les symptômes qu'ils présentent, disparaissent
alors. Norström nous donne une relation détaillée
de trente-six cas, dont quelques-uns dataient de
plusieurs années, pour lesquels ce mode de traitement fut appliqué avec succès. Les dépôts sont
parfois difficiles à dissoudre et le malade doit
s'armer d'une grande patience.

« Il y a souvent, dit M. Henschen, des indurations du tissu cellulaire sous-cutané, de telle sorte
que la peau est moins mobile qu'à l'état normal.
Il arrive même que sur le front on trouve des
noyaux plus profonds, arrondis, d'une dureté
cartilagineuse et d'un volume variable, de petites
chaînes ou de petits cordons indurés dont la
longueur varie de quelques millimètres à deux
centimètres. Toutes ces inégalités sont notable-
ment plus sensibles que les points du front. Les
lignes en question suivent la direction des nerfs
sus-orbitaires. Il n'y a que par la comparaison
avec la région symétrique qu'on peut savoir si
ces inégalités sont normales ou pathologiques.
Il est facile de se rendre compte, par les parties
auxquelles ces noyaux correspondent, par leur
consistance dure, leur sensibilité à la pression,
que les douleurs produites s'irradient vers le
vertex en suivant la direction des nerfs, et que
les indurations ne sont que des épaississements
pathologiques correspondant à leur trajet. Sou-

vent on peut même les suivre jusqu'au trou sus-
orbitaire. Je ne saurais dire si elles dépendent
d'une hypérémie chronique, soit d'un processus
inflammatoire ordinaire dans le névrilème ou
le tissu nerveux. Aux tempes, j'ai rarement rencontré des altérations cutanées. La peau est
mince des deux côtés, même quand la céphalalgie est unilatérale. Au contraire, les tissus
sous-jacents sont plus épais, plus pâteux, plus
sensibles du côté de la douleur. J'ai trouvé une
sorte de chaîne à trajet vertical, sensible à la
pression dans quelques cas de migraine datant
de longtemps; elle correspondait à l'artère tem-
porale superficielle. Les altérations même graves
des téguments du crâne sont, comme la chose
est aisée à comprendre, très difficiles à découvrir.
On trouve parfois un peu de tuméfaction aux
points où la sensibilité est exagérée. Les lésions
sont encore plus rares dans la région parotido-
massétérine que sur le front ou les tempes; mais,
quand elles existent, elles sont très sensibles.
En comparant les points symétriques, on trouve,
en soulevant un repli cutané, que le côté malade
est plus épais, moins élastique que le côté sain.
Parfois il y a un peu d'œdème. On trouve dans
quelques cas une induration cartilagineuse sur
le trajet du facial; la pression à ce niveau est
plus douloureuse que du côté sain; enfin, une
tuméfaction sensible au niveau du point où le
nerf auriculo-temporal se dirige vers le cou,
(près de l'articulation temporo-maxilliaire). Ce
point est alors plus sensible que le point correspondant de l'autre côté.

Les troubles trophiques de la nuque sont parfois difficiles à découvrir à la pression ; on trouve de l'œdème au niveau des points sensibles du vertex.

Au cou, il y a des altérations difficiles à reconnaître parce que cette région est, à l'état normal, le siège d'inégalités nombreuses.

En comparant les deux côtés, on aperçoit quelquefois de la tuméfaction au niveau des points sensibles à la pression.

Il est difficile, dans beaucoup de cas, de déterminer quelles parties anatomiques répondent à ces points, s'ils correspondent aux muscles, au tissu conjonctif ou au périoste ; il est aussi laborieux de préciser de quelle nature est le processus pathologique, si l'on a affaire à de l'inflammation, de l'œdème ou de l'hypérémie chronique ; parfois, la peau est légèrement épaissie et sensible du côté malade. » (Henschen.)

Dans les céphalées congestives, on doit faire de l'effleurage léger sur les veines jugulaires externe et interne, pour faciliter le passage du sang ; l'effet en est quelquefois immédiat, un soulagement étant obtenu au bout de quelques minutes. Le Dr George W. Jacobi, (de New-York,) « *Journal of nervous and mental Diseases* » nous donne une bonne description du massage du cou. La méthode préconisée fut, pour la première fois, conseillée par Gerst (de Würzbourg,) qui reconnut qu'en pratiquant l'effleurage des veines jugulaires, il pouvait dériver le sang du cerveau et des méninges (1). Il constata que des ma-

(1) La lecture de ce passage nous a donné l'idée d'appliquer ce procédé dans la *Paralysie générale*. Il serait préma-

lades, qui, avant la séance, se plaignaient de
sensations de pesanteur et de congestion de la
tête, avec rougeur de la face et dilatation des
pupilles, furent soulagés, de suite, par ce moyen
si simple.

Sciatique. — Le professeur Max Schüler, de
Berlin, a rapporté quinze cas de sciatiques
traités avec succès par le massage, et il est convaincu de sa supériorité sur tous les agents
curatifs, généralement mis en usage. La douleur
s'apaise vite, et la facilité de la marche s'accroît
journellement. La durée du traitement est en
moyenne de deux semaines et demie ; mais dans
un cas, une guérison fut obtenue en neuf jours,
dans plusieurs autres, en dix ou quatorze jours.
Un malade renonça au traitement au bout de
cinq jours, pour l'électricité et les bains de
vapeur : mais, n'en retirant aucun bénéfice, il
revint au massage et fut guéri en dix-neuf
jours (2).

turé de donner, dès à présent les résultats de nos recherches ;
mais nous pensons pouvoir encourager ceux qui seraient
disposés à nous suivre dans cette voie ; car il y a là une
indication rationnelle de traitement.   O. J.

(2) Nous n'avons eu toujours qu'à nous louer du massage
dans la sciatique. Mais qu'il nous soit permis d'affirmer
ici que, si l'électricité échoue dans quelques cas, c'est qu'elle
n'est pas toujours convenablement appliquée. Rien n'est
plus difficile que l'entretien d'un appareil galvanique ; c'est
pour cela que la plupart des médecins se servent des
courants d'induction. Quoiqu'on puisse obtenir une disparition passagère de la douleur, par la faradisation, il faut pour
avoir un résultat durable, s'adresser à des courants galvani-
ques continus ou interrompus, selon les cas ; et encore est-il
nécessaire de pouvoir disposer d'un courant ayant au moins
une force de vingt milliampères.   O. J.

CHAPITRE XII

LE MASSAGE DANS LES AFFECTIONS CHIRURGICALES

On paraît être d'accord, aujourd'hui, sur l'utilité du massage dans le traitement de certaines affections articulaires chroniques, et la plupart des malades que j'ai vus, soignés par Von Mosengeil, auraient été considérés comme incurables en Angleterre et seraient devenus la proie des rebouteurs.

Reibmayr en a démontré la valeur dans la synovite chronique (1).

Entorse. — Le travail de Norström (2) est bien connu. On emploie la friction associée à l'effleurage. La méthode traditionnelle était le repos au lit et les lotions réfrigérantes ; le traitement moderne est le *massage.* En règle générale, le massage n'est pas approprié aux cas où il y a de l'inflammation aiguë ; mais il faut faire une

---

(1) Reibmayr, *Le massage par le médecin,* physiologie, manuel opératoire, indications. Ouvrage rédigé par Léon Petit, Paris, 1885.

(2) Norström, *Sur le massage dans les maladies des articulations et leurs annexes.*

exception pour les entorses, une foule d'observateurs ayant témoigné en faveur de cette inno-
vation. La douleur, l'ecchymose et la tuméfaction
disparaissent comme par enchantement; il est
important de commencer le traitement le plus
tôt possible : il n'y a rien à gagner par l'attente.

Divers procédés de massage thérapeutique ont
été indiqués par les praticiens. J'ai déjà cité la
pratique de Girard; la méthode proposée par
Magne (1) il y a une cinquantaine d'années, est
simple et pratique, et je n'hésite pas à la recommander.

Procédé de M. Magne. — « On commence par
pratiquer sur le membre, en passant sur la jointure, des frictions d'abord très légères et dont on
augmente graduellement l'intensité. Ces frictions
doivent être faites sur tout le pourtour de l'articulation, en insistant néanmoins plus longtemps
sur les points les plus douloureux. Ce premier
temps de l'opération doit durer de quarante-cinq
minutes à une heure. A ce moment, la douleur
et le gonflement ont déjà sensiblement diminué ;
on fait alors exécuter à l'articulation quelques légers mouvements, puis on revient aux frictions
que l'on porte au point d'un véritable massage.
Au bout de trente à quarante minutes de ces nouvelles pratiques, on fait mouvoir l'articulation
dans tous les sens pendant cinq à six minutes.
Cette épreuve n'amène déjà presque aucune douleur.

» Enfin, on termine cette série d'opérations par

_____

(1) Magne, *Gazette médicale de Paris*, 1836, n° 50.

un massage de quinze à vingt minutes, après quoi l'on prescrit au blessé de marcher. La durée totale de l'opération est d'environ deux heures. »

En thèse générale, je ne cite pas en détail les observations des malades qui ne me sont pas personnelles, mais les cas suivants que j'emprunte à Norström sont si intéressants au point de vue pratique, que je ne crains pas de me départir de la règle habituelle (1).

Entorse simple. Massage ; marche possible après une séance. — Madame M..., 46 ans, entorse à la suite d'un faux pas ; douleur immédiate si vive que la malade cesse de pouvoir marcher. Nerveuse, très irritable, pousse des cris au moment de l'examen : un peu d'épanchement en avant des malléoles ; pas de fractures ; effleurage très léger pendant un quart d'heure ; pied plus souple, moins douloureux. Peut se lever et marcher le lendemain sans douleur, repart le soir même pour Saint-Germain où elle habite. (Cette dame aurait eu l'année précédente une entorse présentant exactement les mêmes accidents que dans le cas actuel.) On la traite par le repos et les compresses résolutives. Elle doit garder six semaines le lit.

Entorse datant de trois semaines. Tuméfaction et gêne fonctionnelles persistantes. Guérison en huit jours. — Mademoiselle S..., 18 ans. Il y a trois semaines, chute dans un escalier, entorse, douleur peu vive mais tuméfaction marquée et

(1) Norström, *Traité théorique et pratique du massage,* Paris, 1884, p. 45.

gêne dans la marche, tuméfaction du pied en avant
et au-dessous de la malléole interne sur le trajet
du tendon du long péronier latéral et des tendons
des extenseurs des orteils. Les téguments conservent l'empreinte du doigt. Œdème prononcé des
deux côtés du tendon d'Achille, gêne et fatigue
pendant la marche. Massage (deux séances par
jour), mouvements passifs et à partir de la quatrième séance bandage compressif. Guérison au
bout de dix jours.

M. X..., 36 ans. Entorse tibo-tarsienne droite à
la suite d'un faux pas; douleur tellement vive
qu'il peut difficilement regagner son domicile,
très peu éloigné. Pendant les deux jours qui suivent, garde un repos absolu; compresses d'eau
blanche, tuméfaction péri-articulaire et fluctua-
tion manifeste au niveau de la jointure, œdème
du pied et sugillations nombreuses sur sa face
dorsale, mouvements actifs et passifs très douloureux, séance de massage de dix minutes. Le malade peut marcher sans s'appuyer sur sa canne
immédiatement après. Deux séances par jour.
Guérison après huit séances.

M. Mansell Moullin, dans un ouvrage sérieux
sur « les entorses, leur conséquence et leur traitement », consacre un chapitre entier au massage (1). « Son action, dit-il, n'est pas limitée à la
» peau et aux couches superficielles. Celles-ci su-
» bissent, il est vrai, de grandes modifications;

(1) Mansell Moullin, *On sprains, their consequences and their
treatment.*

» elles deviennent plus molles et plus fines sous
» l'influence des manipulations; augmentent de
» force et d'élasticité; diminuent de sensibilité
» exagérée et recouvrent leur apparence et leur
» texture naturelles. La surface perd son carac-
» tère desséché et rugueux et redevient tiède et
» moite; la couleur violacée est remplacée par un
» teint plus vermeil, et les couches profondes de
» tissu fibreux se laissant assouplir, l'induration
» et l'atrophie qui résultent si souvent d'une ma-
» ladie prolongée, disparaissent peu à peu. Mais
» l'effet salutaire n'est nullement limité, ni même
» démontré seulement par ce fait.

» Quand le massage est convenablement em-
» ployé, il exerce en même temps une influence
» sur les muscles, les nerfs et les vaisseaux, et en
» vérité sur tous les tissus qu'il atteint. La circu-
» lation, la première, en ressent les effets. Après
» le repos prolongé le sang reste presque stagnant
» dans les tissus, circulant lentement, ne leur
» fournissant pas les éléments nécessaires à leur
» nutrition, ne charriant plus les produits de
» désassimilation. Tout change; la vitalité locale
» augmente, les veines et les lymphatiques sont
» les premiers allégés : les liquides qu'ils con-
» tiennent sont poussés vers le cœur, qui se
» remplit plus rapidement et qui se contracte
» avec plus de force et de vigueur. La pression
» augmente alors dans les vaisseaux de plus petit
» calibre et dans les petits espaces irréguliers
» qui se remplissent de lymphe et s'étendent dans
» toutes les directions à travers les tissus. Ensuite
» c'est la peau et les muscles qui paraissent

» profiter le mieux. Même après une seule séance,
» ils sont capables d'un travail bien plus consi-
» dérable et d'une plus grande résistance à la
» fatigue. Le manuel opératoire ne peut être
» acquis que par l'expérience, même par ceux
» qui possèdent déjà les connaissances anato-
» miques suffisantes. Cette expérience est indis-
» pensable, autrement le massage ne peut que
» dégénérer en de vulgaires frictions. Chaque
» groupe de muscles doit être connu : leurs
» insertions, leur épaisseur ; la direction des
» tendons ; la position des cloisons intermus-
» culaires de tissu conjonctif et des vaisseaux et
» nerfs des parties intéressées ; le massage doit
» être toujours dirigé vers le tronc, de l'insertion
» mobile à l'insertion fixe des muscles et dans la
» direction du courant de retour de la circulation,
» commençant là où l'enflure n'existe pas encore
» et continuant au-delà. Les points les plus sen-
» sibles doivent être réservés pour la fin et, peu à
» peu, si le traitement est employé avec persévé-
» rance, la tendance du malade à tressauter
» même involontairement, disparaît. Le malade
» abandonne son pied au masseur avec une en-
» tière confiance et l'enflure générale superfi-
» cielle commence à diminuer : on a toujours
» une tendance à prolonger les séances : la ma-
» nipulation profonde doit rarement dépasser
» 5 minutes, mais quand nous avons affaire à
» un traumatisme récent, il peut être utile de
» consacrer plus de temps à la friction et aux
» autres variétés de massage : on peut ainsi
» étendre la séance à un quart d'heure. Quand la

» sensibilité est extrême et l'enflure très consi-
» dérable, il peut être nécessaire de prolonger la
» séance; mais, en régle générale, de courtes
» séances répétées sont préférables. Un opérateur
» expérimenté obtiendra un meilleur résultat
» en quelques minutes, qu'un frictionneur
» ordinaire eu autant de séances. »

Le Dᵣ Douglas Graham rapporte les résultats
du traitement par le massage dans trois cent huit
cas d'entorses, de contusions des articulations et
de difformités, la durée moyenne du temps nécessaire pour la guérison étant de neuf jours (1). La
moyenne de 55 cas traités par le repos et les
compresses était de 26 jours. Les résultats du
massage auraient été encore meilleurs, si on
n'avait pas compris dans la statistique trente-neuf
cas, qui n'ont été vus que de dix jours à trois semaines après l'accident. Dans ces cas, la moyenne
de la durée a été de 21 jours. Le Dᵣ Graham fait
observer que plus tôt on institue le traitement,
plus courte en est la durée. Les avantages du
massage consistent en une diminution rapide de
la douleur et du gonflement, en un rétablissement
plus prompt et plus parfait des mouvements de
l'articulation et du membre. Bergham a traité avec
succès, par le massage, pas moins de cent quarante-
cinq cas d'affections articulaires traumatiques ré-
centes, comprenant les contusions, déformations,
synovites avec épanchement, dont 70 cas intéressant l'articulation de la cheville; la guérison fut

---

(1) Douglas Graham, *Boston médical and surgical Journal*,
1877, vol. XIX.

obtenue au bout de six jours en moyenne, tandis
qu'il fallait 22 jours dans 38 cas d'entorses
anciennes. On constate que lorsqu'un appareil
plâtré avait été posé, même pendant un court
espace de temps, la durée du traitement était de
beaucoup prolongée. Nélaton, Marc Sée (1), Demarquay, Labbé, Duplay (2) et d'autres tiennent
le massage en haute estime, dans les affections
articulaires du pied. Le Dr Roux, de Lausanne,
dit qu'il agit comme par enchantement, dans les
cas de synovite soit d'origine rhumatismale,
soit traumatique. Pour la raideur des articulations, de différentes espèces, rien ne peut
l'égaler : beaucoup de chirurgiens anglais, notam-
ment Richard Barwell (3) emploient maintenant
ce mode de traitement et publieront sans doute le
résultat de leurs expériences.

Il existe un ouvrage curieux, où on trouvera
des indications sur l'emploi des différentes variétés de frictions (4).

Les résultats paraissent avoir été des plus satisfaisants, et on se rendait chez Grosvenor de
tous les pays du monde pour recevoir ses soins. Il
choisissait soigneusement ses malades et refusait
d'entreprendre ceux qui, selon lui, ne devaient
pas guérir rapidement. Il conseilla les frictions

(1) Marc Sée, *Revue de chirurgie*, juin, 1884.
(2) Follin et Duplay, *Pathologie externe*, t. III.
(3) Richard Barwell, *Encyclop. internationale de chir.*,
t. IV, maladies des articulations, Paris, 1885.
(4) *A Full Account of the system of friction as adopted and
pursued with the greatest success in cases of contracted Joints
and Lameness from various causes by the late eminent surgeon
J. Grosvenor, of Oxford, with observations on those cases to
which it is most applicable*, by William Cléobury, 1825.

contre « les contractions des articulations non
» accompagnées de symptômes inflammatoires,
» dus aux refroidissements, à l'humidité ou au
» rhumatisme ». Il pense aussi qu'elles sont utiles
» où il y a une secrétion trop abondante de li-
» quide synovial des articulations, et en particu-
» lier des genoux ».

Tumeurs blanches. — Entre les mains de Grosvenor, de bons résultats ont suivi le traitement
dans « des cas de tumeurs blanches au début » ;
il ne se bornait nullement aux maladies chirurgicales, mais consacra son attention aux enfants
« débiles ou rachitiques ou qui ont une circulation languissante ». On rapporte que Grosvenor
insistait toujours pour que ses malades « travail-
lassent » avec lui : « Vos propres efforts, disait-
il, sont aussi nécessaires que les miens. » Il passait une partie de ses loisirs à se promener avec
ses malades boiteux, afin de se rendre compte
par lui-même des progrès obtenus.

Fractures. — Si on me demandait si le massage
pourrait faire du bien dans les cas de fracture, je
donnerais une réponse affirmative.

Je dois payer ici une dette de reconnaissance à
M. Arvid Kellgren, licencié en médecine de l'U-
niversité d'Edimbourg, qui m'a éclairé dans l'espèce. M. Kellgren me mena, très obligeamment,
voir une dame qui, en descendant de voiture, s'é-
tait fracturé le péroné au tiers inférieur, cinq semaines auparavant ; mon confrère se trouvant
par un heureux hasard présent, commença de
suite un traitement par le massage ; on m'a as-

suré qu'aucune attelle ou appareil quelconque ne-
fut employé et que la malade ne fut pas condamnée
au lit : la manipulation, durant la première semaine, fut pratiquée deux fois par jour, pendant
une demi-heure ; ensuite jusqu'à la fin du traitement, une fois par jour. Cette dame est maintenant complètement rétablie ; elle monte et des-
cend les escaliers aussi facilement qu'auparavant
et sans aucun aide. C'était une fracture simple
et le siège de la réunion peut être facilement reconnu. La malade doit avoir environ quarante
ans, et elle n'est pas un sujet très favorable pour
ce traitement, souffrant de la goutte dans les deux
pieds. Les manipulations de M. Kellgren, auxquelles j'ai assisté, consistaient en ce que nous
appelons le pétrissage, commençant cependant
au-dessus de la fracture et allant de haut en bas,
avec en outre, un effleurage lent et méthodique.

J'ai eu aussi l'occasion de constater les résultats dans un cas de fracture de l'humérus, au voisinage du coude et dans un autre cas de fracture
du tibia, causée par une chute ; tous les deux
avaient été traités de même et avec un succès
semblable.

J'ai trouvé, en faisant des recherches biblio-
graphiques à ce sujet, que cette méthode de traitement est préconisée par plusieurs écrivains du
continent.

Le Dr Lucas-Championnière de Paris fait observer que dans les cas de fractures voisines des
articulations, ou intéressant celles-ci, l'imm obi-
lisation est accompagnée d'un certain danger,
tandis que le massage, convenablement employé,

agit bien dès le début, apaisant la douleur, favorisant la réunion, empêchant la raideur, et diminuant la durée du traitement. Il cite le fait d'un médecin, qui en descendant d'un tramway, se foula le pied et éprouva une si forte douleur qu'il dut rentrer chez lui en voiture. A l'examen, on constata une fracture du péroné par arrachement : l'immobilisation et le massage quotidien, en évitant le siège de la fracture, furent les moyens employés. La douleur et l'enflure diminuèrent progressivement, et douze jours après l'accident, le malade put remettre ses bottines et marcher. Un autre cas remarquable fut celui d'un haut fonctionnaire qui se fractura le radius en tombant de cheval. On eut recours au massage et on nous assure qu'en quarante-huit heures, toute douleur avait disparu : au bout de 4 jours, il écrivait assez bien et, après une quinzaine, il avait recouvré tous les mouvements du bras, quoique l'accident fût sérieux, il n'avait dû se faire remplacer que pendant deux jours.

Le Dr Georges Berne a exposé récemment les résultats généraux du massage appliqué au traitement des fractures (1).

Le massage 1° favorise la circulation lymphatique et veineuse ;

2° Maintient la peau dans ses conditions de souplesse normale ;

3° Stimule les nerfs cutanés, et par là même, assure la calorification ;

(1) 16 et 30 juin 1887 de la *Revue générale de clinique et de thérapeutique*, deux articles consacrés à la *technique du traitement des fractures par le massage.*

4° Excite et maintient la contractilité musculaire ;

5° Conserve la souplesse des articulations et des gaines synoviales situées au voisinage du trait de fracture.

Déjà, en 1834, Berne avait obtenu, chez l'une de ses malades (atteinte d'une fracture par arrachement) la conservation de la marche, dès le quinzième jour. Poursuivant ses recherches, en en 1885, dans le service de Duplay, à l'hôpital Lariboisière, Berne put établir, en principe, que toute fracture du péroné traitée précocement par le massage, évolue de telle sorte, que la marche peut être, sans aucun danger, permise dès le dix-septième jour.

Chez la première malade traitée, Berne avait appliqué un appareil plâtré, sorte d'attelle postérieure, facile à enlever lors de chaque massage, et maintenue pendant quelques jours au moyen de lacs à boucles qu'il pouvait défaire aisément. L'appareil plâtré peut aussi être appliqué sans aucun inconvénient pour le massage. Chez ses malades, ainsi que Berne l'a déclaré dans une leçon spécialement consacrée aux applications chirurgicales du massage (Hôpital Bichat, service du Dr Huchard (1885) l'atrophie musculaire qui est la règle lorsque la fracture est traitée par les moyens ordinaires, ne fut pas observée une seule fois.

Il n'y eut pas non plus de troubles de la calorification.

Dans ses recherches sur les modifications de la température locale sous l'influence du massage

(Comptes rendus de la Société médico-pratique),
Berne s'était exprimé ainsi : « Je propose, pendant le traitement des fractures, d'exercer des manipulations des muscles et des téguments des membres, *aussi précocement que possible*, lorsque *les conditions présentées par les fractures ne sauraient s'y opposer.* »

On voit que tout ce qui concerne le traitement des fractures du péroné et du radius est résumé en ces quelques lignes.

Berne recommande le *massage précoce*, dans le cas de fractures intéressant le radius ou le péroné, alors que le cubitus ou le tibia sont restés indemnes. A l'avant-bras, comme à la jambe, l'un des deux os sert en effet d'attelle naturelle à son voisin.

Dans le cas de fracture simultanée du radius et du cubitus, ou du tibia ou du péroné, on attendra quinze à dix-huit jours avant d'exercer le moindre effleurage, et encore faut-il s'être assuré des conditions de solidité plus ou moins grande présentées par le cal.

Si la fracture du péroné ou du radius étaient ses fractures *ouvertes*, il faudrait *s'abstenir de tout massage* avant que la plaie du tégument ne soit parfaitement cicatrisée.

Berne préconise le massage précoce, dans le traitement des fractures de l'olécrâne et de la rotule. Il propose d'associer, par une pratique mixte, le massage, dans ce dernier cas, avec l'application de la griffe de Duplay ou des autres moyens contentifs en usage dans nos hôpitaux. Il se sert dans sa pratique, d'une sorte de boule en

caoutchouc montée sur un manche, formant per-
cuteur. Il exerce ainsi des *tapotements* sur les
muscles du membre en traitement.

Dans les fractures du radius, sans déplacement,
inutile d'appliquer un appareil : une écharpe suffit à soutenir l'avant-bras. Exécuter chaque jour
de larges effleurages sur la partie antérieure et
postérieure de l'avant-bras. Imprimer au poignet
des mouvements très doux de flexion et d'extension, pendant les premières séances.

Commencer à faire exécuter à chaque doigt
des mouvements de rotation, d'extension et de
flexion.

Dès le huitième jour, on peut procéder à des
mouvements fort étendus. Berne a vu, chez l'un
de ses malades, la force musculaire mesurée au
dynamomètre, s'élever de 8 kil. à 26 kil. en seize
jours de traitement.

On ne peut qu'être frappé de la rapidité avec
laquelle la force musculaire revient chez les sujets soumis au massage.

Dans ce traitement, on fera la part la plus large
aux mouvements passifs, dans les huit premiers
jours.

S'il y a fracture du radius avec tendance au déplacement, il faut appliquer un appareil, et attendre douze ou quinze jours avant de faire aucun
massage proprement dit, mais on doit faire exécuter aux doigts des mouvements passifs, aussitôt que la douleur s'est dissipée, c'est-à-dire, dès
les premiers jours.

Pendant le traitement des fractures du péroné,
on insistera sur le pétrissage et le tapotement

des muscles, fléchissures de la jambe, et aussi sur les mouvements de flexion et d'extension du pied, et les mouvements de rotation (passifs) des orteils. (Berne).

CHAPITRE XIII

LE MASSAGE DANS LES INTOXICATIONS

Le massage est certainement d'une grande valeur dans le traitement de beaucoup de cas d'em-
poisonnements aigus et chroniques. Je le préconise surtout dans l'empoisonnement aigu par le
chloral, pour maintenir la température du corps.

Chloral. — On distingue deux formes d'empoisonnement par le chloral, la forme chronique et la forme aiguë. Quand le chloral est pris
habituellement, comme calmant, ainsi que le font
beaucoup de dames pour se remettre des plaisirs
mondains, et qu'il en résulte des effets fâcheux,
il existe alors un empoisonnement par le chloral,
ou pour mieux dire, de l'ivrognerie du chloral.
Mais quand une dose plus élevée est absorbée
avec l'intention de suicide et que le malade est
en danger de mort, c'est là un cas d'empoisonnement aigu. Un critique peu intelligent objecta
dernièrement que dans les soi-disant cas aigus,
on n'avait pas le temps de faire venir un mas-

seur, ignorant évidemment ce fait que, même
après l'absorption d'une dose très élevée, la vie
peut être prolongée durant des heures et même
pendant deux ou trois jours. Je me souviens d'un
cas venant à l'appui.

Une jeune et belle femme du monde, récemment mariée, prit une dose élevée de chloral vers
dix heures du soir, parce que son mari avait à
travailler et qu'il ne voulait pas se coucher. Je la
vis à minuit: elle était dans un état d'insensibilité profonde et aussi malade qu'une jeune femme
mariée de bon ton peut le souhaiter. Elle était froide
comme une morte, et je dus, aidé de la cuisinière
et de la femme de chambre, la traîner à travers l'appartement, pendant une bonne partie de la nuit.
Elle guérit; mais le danger ne disparut qu'au lever
du jour. Ce fait se passait à Londres, et on n'aurait
pas eu la moindre difficulté pour trouver des opérateurs expérimentés si le massage avait été jugé
nécessaire. En province, dans les petites localités,
cela n'eût pas été aussi facile : mais il faut bien
se dire que dans les grandes villes seulement les
maris refusent de monter à des heures raisonna-
bles et préfèrent compulser de volumineux dos-
siers.

Dans un des cas de suicide les plus résolus que
j'aie jamais vus, le malheureux avait pris vingt
grammes de chloral et deux grammes de morphine en injections hypodermiques ; il survécut
cependant quatre heures, et on n'eut aucune difficulté à obtenir du massage. Je répéterai que je
considère le massage comme un élément important du traitement, dans ces cas, et je le conseil-

lerai sans hésitation chaque fois qu'il y aura
lieu (1).

Empoisonnement chronique par le plomb. —
Dans le traitement de l'empoisonnement chronique par le plomb, le massage est utile, non seulement contre les coliques, mais aussi associé à
l'électricité, contre la paralysie musculaire.

Dans un cas que j'ai soigné récemment, le malade regagna la puissance du poignet beaucoup
plus vite qu'il ne l'aurait fait avec l'électricité
seule.

Empoisonnement chronique par la morphine. —
Dans l'empoisonnement chronique par la morphine, où le malade est habitué à l'emploi fréquent d'injections hypodermiques, je ne connais
rien qui satisfasse aussi efficacement le besoin
et qui permette au malade de se passer de son
stimulant habituel, que le massage. Comme le
dit Bartholow, « l'introduction de la seringue a
» donné à l'homme un moyen d'ébriété — plus
» attrayant que tous ceux qui avaient servi pré-
» cédemment ses goûts de stimulation narcotique.
» Les faits d'emploi habituel de la morphine sont
» tellement fréquents aujourd'hui, et l'habitude
» ainsi accusée est tellement assujettissante que
» le philanthrope ne peut envisager qu'avec
» crainte l'avenir de la société. Dans chaque pe-

(1) Dans un cas d'empoisonnement par l'aconitine, qu'il
nous a été donné d'observer, le massage à frictions opéré
par notre savant ami et maître le Dr Dujardin-Beaumetz, a
pleinement réussi après que tous les autres moyens eussent
été employés sans succès.   O. J.

» tit village éloigné, la morphine a un tributaire,
» sinon plusieurs ; et dans les grandes villes, les
» hommes d'affaires ou de professions libérales,
» les femmes délicates, condamnées à une per-
» pétuelle mauvaise santé, les grandes dames,
» plongées au milieu des plaisirs de la vie so-
» ciale, sont également esclaves de l'habitude
» qu'ils ont en horreur, mais qu'ils sont impuis-
» sants à rompre. »

Morphinisme. — Le massage réussit également
bien dans le morphinisme où le médicament est
pris pour soulager la douleur et dans la morphinomanie, où il est employé comme stimulant ou
pour procurer une sensation de bien-être. L'usage
du médicament ne doit pas être cessé brusquement ; la dose doit être diminuée graduellement;
pendant ce traitement, la morphine ne doit pas
être donnée seule, mais associée à l'atropine.
Quand le besoin est très grand, on peut adminis-
trer de la nitro-glycérine, ou comme le propose
le Dr Jennings, des piqûres de sulfate de spartéine, sel d'un des principes actifs du genêt commun ; des toniques, tels que le quinine, la noix vo-
mique, le capsicum et l'acide chlorhydrique,
sont utiles comme moyens accessoires et contre
l'agitation de la nuit, rien ne vaut le bromure de
sodium à dose de deux grammes en se couchant.
Le champagne frappé est utile de même que
le vin de coca.

Le malade doit se rapprocher de son médecin:
mais la séquestration n'est pas nécessaire, ou
tout au moins la séquestration dans le sens habi-

tuel du mot : il doit être occupé et distrait et dans ces cas, je regarde le théâtre comme un agent thérapeutique de premier ordre. Le bon effet de la musique, employée judicieusement, est aujourd'hui universellement reconnu. Le malade doit être bien nourri ; et avec un bon cuisinier la bataille est à moitié gagnée. Le massage doit être fait deux ou trois fois par jour ; les séances doivent être de courte durée. L'électricité est aussi un moyen utile; le traitement dure en général six semaines et si le malade observe exactement les recommandations du médecin et fait sérieusement le traitement, on peut promettre une bonne issue.

A ce sujet, je signalerai deux travaux qui ont paru récemment, le premier, par MM. B. Ball et O. Jennings (1), l'autre par le Dr Oscar Jennings (2).

Alcoolisme chronique. — Le massage a été conseillé dans l'alcoolisme chronique ; mais pour moi, rien ne peut réussir dans ces cas malheureux que l'abstinence totale de boissons fermentées. Si ces malades ne veulent pas s'astreindre à cette privation, ils n'ont qu'à s'adresser à un entrepreneur de pompes funèbres, et non à un médecin.

Abus du tabac. — J'ai employé le massage avec grand succès chez une dame qui avait une pas-

_____

(1) Benjamin Ball et Jennings, *Considérations sur le traitement de la morphinomanie.* (L'*Encéphale*, 1887, p. 295.)

(2) Oscar Jennings, *Sur un nouveau mode de traitement de la morphinomanie*, Paris, 1887.

sion irrésistible pour le tabac. Elle avait vécu à
l'étranger et fumait sans cesse du matin au soir,
allumant une cigarette à l'autre, et ne s'arrêtant
que pendant l'heure du dîner. Sa ration habituelle de grosses cigarettes turques était de mille
par mois, chiffre qui fut souvent dépassé. Le
massage, fait deux fois par jour, la calma et lui
fit diminuer la quantité de tabac.

CHAPITRE XIV

LE MASSAGE DANS LES MALADIES UTÉRINES

Troubles de la menstruation. — On peut prescrire le massage avec confiance dans bien des troubles de la menstruation. J'ai vu récemment une demoiselle de dix-neuf ans, qui éprouvait de violentes douleurs à chaque époque : elles étaient si vives qu'on dut recourir, pour la calmer, à des piqûres de morphine. On prescrit le massage de l'abdomen et du bassin, et à partir de ce moment, les douleurs cessèrent pour ne plus reparaître. Cazeaux a longuement rapporté plusieurs faits de ce genre. Douglas Graham conseille le massage général, contre l'aménorrhée et la dysménorrhée chaque fois qu'il n'existe pas d'indication spéciale pour un traitement local ou une intervention chirurgicale. Il le trouve surtout utile dans l'atonie des systèmes nerveux et vasculaire et quand il y a plutôt un état de torpeur des organes pelviens qu'une condition anormale du sang. Dans ces conditions, le massage peut être employé avec profit pendant la période menstruelle et dans les intervalles. Les Drs Graham, Henry et B. Staddard, ont publié bon nombre de cas de maladies utérines, traitées par cette méthode et le Dr Odp s'en est aussi bien trouvé dans la métrite chronique, même quand d'autres moyens de traitement ont échoué. Le Dr Léon Petit le conseille dans les maladies de l'utérus et de ses annexes, telles que l'hypertrophie utérine, sans néoplasme, métrite chronique endométrite, péri et paramétrique chronique, déplacement utérin, ovarite, péri-ovarite, inflammation chronique, ou reliquat d'inflammation du petit bassin. » On le préconise aussi dans la dégénérescence fibreuse de l'utérus avec métrorrhagie ancienne ; dans beaucoup d'affections utérines, j'ai employé le massage en même temps que des applications locales de tampons glycérinés ou l'introduction de la belladone, de l'ergot de seigle, au moyen de capsules vaginales antiseptiques d'Anderson Dans l'aménorrhée, quand les règles ont été arrêtées temporairement sous l'influence d'un léger trouble fonctionnel, je conseille généralement le massage pendant les quelques jours qui précèdent l'époque à venir. Je prescris en outre du permanganate de potasse ou du bi-oxyde de manganèse à l'intérieur.

Pelvipéritonite. — Pour ce qui concerne l'emploi du massage dans les cas de pelvipéritonite (paramétrite) de subinvolution (métrite chronique) et de déplacement utérin, je ne puis encore donner un avis définitif. J'ai lu avec beaucoup d'intérêt l'ouvrage du Dr Paul Profanter (1),

(1) Profanter, *Die Massage in der Gynecologie.*

qui mérite d'être pris en considération par le fait qu'il a paru sous les auspices de professeur Schultze d'Iéna. Il me paraît probable que le massage sera utile en rétablissant la mobilité de la matrice et en détruisant les adhérences anciennes, quoique je ne sois pas partisan des méthodes préconisées par quelques auteurs récents. Je ne doute pas de l'efficacité de manipulations externes dans l'ovarite et j'ai obtenu moi-même de bons résultats dans des cas de ce genre. Je le conseillerai surtout dans quelques cas de stérilité. Le traitement systématique de cette affection est mieux compris aujourd'hui, et avec l'aide d'une bonne masseuse, on peut souvent obtenir des résultats très satisfaisants.

Dans un groupe bien connu de symptômes, dont les femmes sont souvent atteintes, le massage est essentiellement utile.

J'ai vu récemment une dame, âgée de quarante-cinq ans environ, cantatrice de profession, qui était tourmentée de l'idée qu'elle allait devenir folle. Elle était tellement impressionnable qu'elle dut refuser un engagement, alors que pendant vingt ans, elle avait été constamment devant le public et n'avait pas manqué une soirée. Elle me dit qu'il lui semblait n'être pas sûre d'elle et elle craignait, si on la laissait seule, de faire un mauvais parti soit à elle-même soit à ses enfants. Elle avait peur de s'approcher d'une fenêtre ouverte, tant était grande l'impulsion à se jeter dehors : elle pria même qu'on fît enlever les couteaux de la table pendant les repas. Ces symptômes s'aggravaient après chaque époque et elle était convaincue qu'elle avait un cancer ou quelque autre maladie organique de l'estomac et de la matrice: elle était agitée la nuit et se levait souvent de bonne heure pour se promener des heures entières, ne cédant qu'à la fatigue. On lui prescrivit de fortes doses de bromure, quatre grammes et même plus, quatre fois par jour, mais avec un soulagement momentané seul. On essaya alors du massage et il parut « la soulager, la calmer et lui faire oublier ses peines. » Le cas était rebelle ; mais aujourd'hui, au bout de trois mois, elle s'en trouve bien et pourra bientôt reprendre ses occupations professionnelles.

Dans un autre groupe de symptômes bien distincts, le massage est également indiqué.

J'ai eu récemment une dame de trente-huit ans, qui avait eu des revers de fortune à la suite de la mort de son mari, qui avait succombé après une longue et douloureuse maladie, à des accidents diabétiques; elle se plaignait d'agitation et de douleurs pendant la nuit. La douleur intéressait plus spécialement les jambes et le dos. La malade disait qu'il était impossible de la décrire, mais qu'elle était comparable à la secousse électrique: elle la comparait à une inquiétude nerveuse. Elle remarqua qu'elle était toujours aggravée par les ennuis et soucis et empirait généralement après une journée de fatigue; c'était pire que de la douleur et souvent tellement insupportable qu'il lui fallait se lever du lit et arpenter sa chambre, la plus grande partie de la nuit. Elle fut complètement guérie par le massage général en trois semaines.

J'ai rencontré d'autres cas semblables et cet état paraît être allié à ce qui est vulgairement connu sous le nom d'«inquiétudes ». Je l'ai vu chez de toutes jeunes femmes, surtout nerveuses et impressionnables et chez d'autres qui sont sujettes aux névralgies ; une dame, qui était atteinte de névralgie, me confia qu'elle était souvent poussée à se lever la nuit et à se promener dans la rue en robe de chambre. Je ne connais pas de médicament qui puisse combattre ce symptôme, et, pour moi, le massage est le meilleur remède.

Le massage est un agent thérapeutique de premier ordre et qui donne de bons résultats dans une foule d'autres maladies que celles que je viens de passer en revue sommairement.

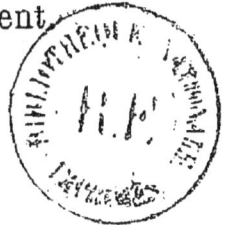

FIN

[Table.

TABLE

Introduction par le docteur Dujardin-Beaumetz   5

Chap. I. — Considérations préliminaires............ •   11

Chap. II. — Historique..............................   14

Chap. III. — Manuel opératoire.....................   24

Effleurage, 24. — Pétrissage, 27. — Friction, 31.
— Tapotement, 33. — Massage du cou (Gerst), 36.
— Massage de l'abdomen (Laisné), 38. — Manipulations successives (Léon Petit), 39. — Résultats obtenus dans le service de Dujardin-Beaumetz à l'hopital Cochin, 46. — Procédé de Lebatard dans l'entorse du pied, 43. — Le massage
associé au traitement par l'électricité, 47.

Chap. IV. — Le masseur et la masseuse...........   49

Qui doit faire le massage? 49. — Durée de la
séance, 52.

Chap. V. — Action physiologique du massage........   56

Expériences de Gopàtze, 56. — Observations de Zabludowski, 57 ; — de Eccles, 58 ; — de Von Mosengeil, 59 ; — de Douglas Graham (de Boston), 61 ;

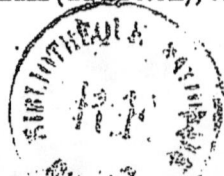

— de Reibmayr, de Zabludowski, 62. — Augmentation de la diurèse, 63. — Augmentation dans la quantité des règles, 64. — Action sur les dépôts ou épaississements des tissus musculaires, 65. — Son ut.lité pour la conservation de la santé, 67.

Chap. VI. — Le massage dans la paralysie........:...... 69

Chap. VII. — Le massage dans la constipation.......: 83

Chap. VIII. — Le massage dans le rhumatisme, le lumbago, les maux de reins et les douleurs de jambe, 98
Rhumatisme, 98. — Lumbago, 102. — Maux de reins, 103. — Douleurs obscures, 105.

Chap. IX. — Le massage et la neurasthénie.......... 107

Chap. X. — L'irritation spinale et le massage......... 114

Chap. XI. — Le massage dans les maladies organiques. 123
Maladies du système nerveux, 125. — Syphilis, 127. — Cancer du sein, 128. — Fièvre intermittente, 128. — Névralgie, 129. — Migraine, 129. — Sciatique, 134.

Chap. XII. — Le massage dans les opérations chirurgicales...................................... 135
Entorse, 135. — Tumeurs blanches, 143. — Résultats généraux du massage appliqué au traitement des fractures (G. Berne), 145.

Chap. XIII. — Le massage dans les intoxications...... 150
Empoisonnement par le chloral, 150; — par le plomb, 152; — par la morphine, 152. — Morphinisme, 153. — Alcoolisme chronique, 154. — Abus du tabac, 154.

Chap. XIV. — Le massage dans les maladies utérines.. 156
Troubles de la menstruation, 156. — Pelvi péritonite, 157. — Troubles mentaux et nerveux, 158.

TABLE ALPHABÉTIQUE

Abdomen (Massage de l'), 33, 58, 83.

Absorption par les lymphatiques, 60.

Abus du tabac, 154.

Activité mentale (augmentation par le massage de l'), 58.

Affections chirurgicales (le massage dans les), 135.

Alcoolisme, 154.

Ambre (huile d'), 101.

Anatomiques (nécessité de notions), 21, 51.

Anémie, 127.

Apathique (état), 121.

Appétit (amélioré par le massage), 57.

Aptitude pour le travail, 58.

Articulaires (affections), 135.

Articulations (raideurs des), 142.

Ataxie locomotrice, 79.

Averbeck (emploi du massage contre la constipation), 83.

Bacon (lord), sur la friction, 67, 68.

Balfour (Dr William), 98.

Ball (professeur Benj.) sur la morphinomanie, 154.

Bazy (D^r, 88.

Berghmann, 66, 141.

Berne (D^r), 20 — de la constipation, 89.

— sur les fractures, 145.

Beuster (de Berlin), 27, 32.

Beveridge (M^r), 66.

Billroth (prof.), sur le massage, 13, 20.

Blache, 82

Bouvier, 82.

Boyle (Robert), 17.

Brûlantes (douleurs), 108, 119.

Bumm (de Vienne), 64.

Busch, sur les onctions), 46.

Cœlius Aurelianus, 16.

Californie (Nordhoff, sur la), 18.

Capsium, 122.

Cazeaux (sur les maladies de l'utérus), 156.

Celse (sur les frictions), 15, 16.

Cérébrale (Hémorrhagie), 76.

Charlatanisme, 12.

Cheadle (sur le massage), 92.

Chloral (empoisonnement par le), 150.
Choix d'une masseuse, 53.
Chorée, 82.
Circulation améliorée par le massage, 59.
Constipation chronique, 85.
— (massage dans la), 83.
Contusions traitées par le massage, 141.
Convalescence (de maladies aiguës ou chroniques), 129.
Cou (massage du), 36.
Crampes (des danseurs), 75.
— (des danseuses), 75.
— (des violonistes), 75.

Dally (sur les digestions pénibles), 92.
Dames comme masseuses, 51.
Demarquay (D^r), sur le massage, 142.
Dépôts, 130.
Dilatation stomacale (massage dans la), 93.
Diurétique (action comme), 63, 64.
Douleurs obscures, 105.
Dujardin-Beaumetz, 46.
Duplay, sur le massage, 142.
Durée de la séance, 52, 54.
Dyspepsie, 92.

Ecchymoses (disparaissant par le massage), 136.
Eccles (D^r), 58.
Ecrivains (crampe des), 75.
Education nécessaire pour la masseuse, 49.
Effleurage, 24.
Electriques (courants — développés par le massage), 62.
Electricité et massage, 72.

Emerson (D^r), sur le Lomi-lomi 17, 18.
Entorse (procédé Lebatard), 43, 45.
Entorse (traitement de l'), 135.
Epanchement (dans articulations), 141.
Erb (prof.), 71.
Esmarch (D^r), sur le massage, 20.
Essentielle (paralysie), 71.
Estradère (sur le massage), 20, 35.
Estomac (effets du massage dans les maladies de l'), 93.
Exercice (manque d'), 96.
Exhalations (influence sur les), 58.
Extrait de malt, 83.

Faciale (paralysie), 74.
Fatigue soulagée par le massage, 14.
Fécales (tumeurs), 85.
Fége, traitement de la constipation par le massage, 88.
Forces corporelles (amélioration des), 58.
Fota, 17.
Fractures, 143.
— (consolidation des), 144.
France (massage en), 18.
Friction (la) ou massage à frictions, 31.
Frictions, 11, 59, 76.
Frictions sèches (employées dans quels cas ?), 46.
Frictionneurs, 12, 21.

Galien, 16.
Gerst (méthode de), 36, 133.
Golbeck (Dr M. K.) sur le massage dans la constipation, 8.
Gopadze (Ilias) sur le massage, 20, 56, 92, 94.

Goralewitch (Dr J. A.), sur la constipation, 8.

Graham (Douglas), 20, 61, 75, 107, 141.

Greatrack's (Valentin), 17.

Griffin (Drs) de Limerick, 118.

Grosvenor (John), feu, 142.

Hawaiens (massage chez les), 18.

Helleday, 66.

Hémiplégie, 76.

Henry (amiral de Rolvenden), 100.

Henschen, (sur les indurations), 66, 131.

Hippocrate (sur les frictions), 15.

Hoffinger (méthode d'), 38.

Hollandais (emploi du massage par les médecins), 12.

Huile volatile de succin, 102.

Hünerfauth, (Dr George), sur la constipation, 84.

Hypochondrie (emploi de l'électricité statique dans l'), 48.

Hystérie (électricité statique dans l'), 21, 48.

Hystériques (paralysies), 76.

Indications du massage, 69.

Indurations, 65.

Infantile (paralysie), 69, 70.

Injections (d'encre de Chine dans les jointures), 59.

Inquiétudes, 160.

Insomnie (massage dans l'), 125.

Intelligence nécessaire pour une masseuse, 50.

Intermittente (fièvre), 128.

Intestinale (obstruction), 87.

Intoxications (massage dans les), 150.

Jacobi (Dr G. W.), 27, 133.

Jambes (douleurs de), 98.

Jennings (Dr Oscar), de Paris, de la morphinomanie, 104.

— de la constipation, 88.

Johnson (Dr George) le lombago), 104.

Johnson (Dr Walter), 65, 126.

Jointures (affections et traitement des), 27.

Kammgriff et pressions dans le traitement de l'entorse, 42.

Kellgren (A', massage dans les fractures, 143.

Kriviakin (Dr Ivan), sur l'obstruction intestinale, 86.

Labbé (sur le massage), 142.

Laisné (tapotement de), 33, 34.

Lan (Mac, prof.), 129.

Landry (paralysie de), 80.

Langenbeck, 20.

Lanoline, 46.

Lapins (expériences sur les), 20, 59.

Lauderbrunton (Dr), pétrissage dans l'obésité, 95.

Lean (Benjamin) sur le massage, 20, 27, 50, 96.

Liebreich (prof.) sur la lanoline, 46.

Liniments (emplois des), 102.

Locomotrice (ataxie), 79.

Lombago, 98, 103.

Lomi-lomi (des Iles Sandwich), 18.

Lucas-Championnière (J.), 144.

Lymphe (circulation de la), 20, 62.

Maclean (feu), emploi de la friction dans la paralysie, 76.

Magne (procédé de), 136, 137.

Malade (le) doit aller chez le masseur, 53.

Maladies organiques (le massage dans les), 123.

Manuel opératoire du massage, 24, 40.

Manipulations (de Petit), 39, 40.

Manners (lady John), 16.

Manassein (prof.), 58.

Martin (sur le lombago), 102.

Massage à frictions, 31, 59.

—   par les machines, 22.

—   par les ondulations, 102.

Massage à sec, 46.

Masseur (le), 49.

Masseuse (la), 49. — (qualités d'une bonne), 49, 50.

Maxwell (Dr Théodore), 20.

Mausell-Moullin (Dr) sur les entorses, 138.

Menstruation (troubles de la), 156.

Menstruel (influence sur le flux), 64, 65.

Mentale (augmentation de l'activité), 58.

Menthol (emplâtre de), 105.

Mercure (protoiodure de), 79.

Métrorrhagies, 157.

Mezger (Dr), 12, 18, 19, 20, 32, 49.

Migraine, 125.

Mili ou fota, 17.

Mitchell (Dr Weir), 21, 61, 79, 110.

Moment (le meilleur pour le massage), 53.

Morphine (empoisonnement par la), 152.

Morphinisme, 153.

Morphinomanie, 153.

Mosengeil, 12, 19, 20, 29, 32, 49, 56 59, 61, 135.

Moteurs (points), 21, 22, 72.

Mouvements de tremble Georgi, 43.

Mulgaradocks, ou charlatans médecins, 16.

Musculaires (effets sur les contractions), 61.

Myélite, 77.

Nécessité de couper les ongles, 31, 46.

Nekrasoff (Dr M. D.) sur la constipation, 37.

Nélaton (sur le massage), 142.

Nerveuses (douleurs), 129.

Nerveux (maladies du système), 125.

Neumann (hachures ou hackungen). 34.

Neurasthenia spinalis, 107.

Neurasthénie, 21, 107.

Névralgies, 129.

Nitro-glycérine dans la morphinomanie, 153.

Nordhoff (sur le Lomi-lomi, 18.

Norström (Dr), sur le massage, 20, 26, 34, 66, 73, 135.

Obésité, 95.

Oleum succini, 102.

Onctions, 47.

Ongles (nécessité de couper les), 31, 46.

Opérateur (éducation de l'), 49.

Organiques (massage dans les maladies), 123.

Oribase (sur le massage), 16.

Orientaux (massage parmi les), 14.

Paralysie progressive ascendante, 80.

Paralysie infantile (traitement de la), 61, 69.

Paralysie (massage dans la), 69.

Paralysie pseudo-hypertrophique, 74.

Pâte romaine pour l'entretien des mains, 47.

Pelvipéritonite, 157.

Petit (Dr Léon), 29, 34, 39.

Pétrissage, 27, 59, 83.

Pied-bot, 71.

Pilules laxatives, 100.

Pin (bains d'extrait de), 73.

Piorry (prof.), sur la constipation, 83.

Playfair (prof.) sur le charlatanisme, 22.

Plomb (empoisonnement par le), 152.

Plumes de cygne pour le tapotement (coussin de), 35.

Poore (Dr Vivian), sur la crampe des pianistes, 75.

Pouls (effets sur le), 57.

Profanter (Dr) sur le massage en gynécologie, 157.

Qualités du masseur, 50.
— de la masseuse, 50,

Radcliffe (Dr), 118.

Rebouteurs, 135.

Règles (massage au moment des), 53.

Reibmayr (sur le massage), 20, 43, 54, 62, 135.

Reinflottant, 86.

Reins (maux de), 98, 103, 104.

Respiration (influence du massage sur la), 57.

Rhumatisme (le massage dans le), 98.

Roche (liniment de) dans le rhumatisme, 102.

Romaine (pâte) pour l'entretien des mains, 47.

Rossander (Dr Carl), 125.

Roux (Dr) de Lausanne, 142.

Rubens-Hirschberg (Dr), massage de l'abdomen, 40. — Augmentation de la diurèse

sous l'influence du massage, 63

Russes (flagellations et frictions chez les), 66.

Sandwich (le massage dans les îles), 18.

Sarchuna des Perses, 15.

Schreiber (sur les paralysies chroniques), 76.

Schüler (prof. Max) de Berlin, 134.

Sciatique, 134.

Séance de massage (durée de la), 52, 54.

Séances courtes, 52, 54.

Sée (Marc), sur le massage, 142.

Seguin (leçons cliniques), 112.

Sensibilité du rachis, 115.

Shampooing, 12, 14, 21.

Shpoliansky (expériences de), 92.

Sinclair (sir John), 100.

Sommeil (le massage prédispose au), 125, 126.

Spartéine (dans la morphinomanie), 153.

Spinale (irritation), 85, 114.
— (friction), 120.
— (paralysie infantile, 73.
— (faiblesse nerveuse), 107.

Stabrowski (Dr Ivan), 58.

Statique (électricité), 48.

Synovite, 67.

Syphilis, 127.

Tapotement, 33.

Teale (Thomas Pridgin), 114, 116.

Température (influence du massage sur la), 57, 60.

Temple (sir William), 68.

Temps nécessaire pour apprendre le massage, 12, 52.

Tonga (le massage dans l'île de), 17.

Toogi-toogi (le massage à l'Ile de Tonga), 17.

Trêves, sur le massage, 87.

Tumeurs blanches, 143.

Urémies persistantes, 127.

Utérines (le massage dans les maladies), 156.

Vrach (le), 58.

Vretlind (sur les indurations), 66.

Weir Mitchell (Dr), 21, 61, 79, 110.

  —   (méthode de), 21.

Zander (méthode de), 22.

Zabludowski (sur le massage), 20, 56, 57, 62, 111.

ÉMILE COLIN. — Imprimerie de Lagny.

LIBRAIRIE J.-B. BAILLIÈRE et FILS

19, rue Hautefeuille, près du boulevard Saint-Germain, à Paris

NOUVEAUTÉS SCIENTIFIQUES PARUES EN 1887

BIBLIOTHÈQUE SCIENTIFIQUE CONTEMPORAINE

A 3 FR. 50 LE VOLUME

Nouvelle collection de volumes in-16, comprenant 300 à 400 pages, imprimés en
caractères elzéviriens et illustrés de figures intercalées dans le texte.

25 volumes sont en vente.

La suggestion mentale et l'action à distance des substances toxiques et médicamenteuses, par MM. BOURRU et BUROT, professeurs à l'École de Rochefort. 1 vol. in-16, avec 10 photogravures.. 3 fr. 50

Variations de la personnalité, par MM. BOURRU et BUROT. 1 vol. in-16, avec 15 photogravures.................... 3 fr. 50

Le cerveau et l'activité cérébrale au point de vue psycho-physiologique, par Alexandre HERZEN, professeur à l'Académie de Lausanne. 1 vol. in-16............................. 3 fr. 50

Nervosisme et névroses. Hygiène des énervés et des névropathes, par le Dr A. CULLERRE. 1 vol. in-16.............. 3 fr. 50

Les nouvelles institutions de bienfaisance (Les dispensaires pour enfants malades. L'hospice rural), par A. FOVILLE, inspecteur général des établissements de bienfaisance. 1 vol. in-16, avec plans... 3 fr. 50

Les ancêtres de nos animaux, dans les temps géologiques, par Albert GAUDRY, professeur au Muséum, membre de l'Institut. 1 vol. in-16, avec 46 figures.................................. 3 fr. 50

Les Pygmées. Les Pygmées des anciens d'après la Science moderne, les Negritos, les Negrilles, les Hottentots et les Boschimans, par A. DE QUATREFAGES, professeur au Muséum, membre de l'Institut. 1 vol. in-16, avec 31 figures .... 3 fr. 50

L'homme avant l'histoire, par Ch. DEDIERRE, professeur agrégé à la Faculté de Lille. 1 vol. in-16, avec 84 figures........ 3 fr. 50

Sous les mers. Campagnes d'explorations sous-marines, par le marquis de FOLIN, membre de la Commission des Dragages. 1 vol. in-16, avec 45 figures...................................... 3 fr. 50

Le lait. Études chimiques et microbiologiques, par DUCLAUX, professeur à la Faculté des sciences de Paris. 1 vol. in-16, avec figures... 3 fr. 50

La science expérimentale, par Claude BERNARD, membre de l'Institut. *Nouvelle édition.* 1 vol. in-16, avec figures..... 3 fr. 50

La prévision du temps et les prédictions météorologiques, par G. DALLET. 1 vol. in-16, avec 40 figures................ 3 fr. 50

La galvanoplastie, le nickelage, l'argenture, la dorure et l'électro-métallurgie, par E. BOUANT, agrégé des sciences. 1 vol. in-16, avec 34 figures...................................... 3 fr. 50

La navigation aérienne et les ballons dirigeables, par H. de GRAFFIGNY. 1 vol. in-16, avec 43 figures................ 3 fr. 50

Le cuivre et le plomb dans l'alimentation et l'industrie au point de vue de l'hygiène, par A. GAUTIER, professeur à la Faculté de médecine de Paris. 1 vol. in-16...................... 3 fr. 50

Le monde des rêves. Le rêve, l'hallucination, le somnambulisme
et l'hypnotisme, l'illusion, les paradis artificiels, etc., par P. Max
Simon, médecin en chef de l'asile public d'aliénés de Lyon. *Deuxième
édition.* 1 vol. in-16.................................... 3 fr. 50

**Hypnotisme double, conscience et altérations de la
personnalité,** par le Dr Azam, professeur à la Faculté de médecine de Bordeaux. 1 vol. in-16, avec figures .... 3 fr. 50

Le somnambulisme provoqué. Etudes physiologiques et psy-
chologiques, par H. Beaunis, professeur à la Faculté de Nancy.
Deuxième édition. 1 vol. in-16, avec figures............ 3 fr. 50

Magnétisme et hypnotisme. Exposé des phénomènes observés
pendant le sommeil nerveux provoqué, par le Dr A. Cullerre.
Deuxième édition. 1 vol. in-16, avec 28 figures........ 3 fr. 50

ANATOMIE ET PHYSIOLOGIE

TRAITÉ D'HISTOLOGIE PATHOLOGIQUE

Par **E. RINDFLEISCH**, professeur à l'Université de Wurzbourg

TRADUIT SUR LA SIXIÈME ÉDITION ET ANNOTÉ

par F. GROSS et J. SCHMITT, professeurs à la Faculté de médecine de Nancy.

1 vol. gr. in-8, avec 359 figures...................... 15 fr.

TRAITÉ DE PHYSIOLOGIE COMPARÉE DES ANIMAUX

CONSIDÉRÉE DANS SES RAPPORTS

Avec les sciences naturelles, la medecinie, la zootechnie et l'economie rurale

Par **G. COLIN**

Professeur à l'École vétérinaire d'Alfort.

Troisième édition. 2 vol. in-8, avec 250 fig........ 28 fr.

COURS DE PHYSIOLOGIE

Par Mathias DUVAL

Professeur à la Faculté de médecine de Paris.

6e *édition* du *Cours de Physiologie* de Kuss et Duval

1 vol. in-18 jésus, VIII-712 pages avec 206 fig., cart........ 8 fr.

L'Encéphale. Description iconographique du cerveau, du cervelet et
du bulbe, par E. Gavoy, médecin principal de l'armée. 1 vol.
in-4 de 200 pages de texte, avec figures et 1 atlas de 59 planches in-4,
en photoglyptic. Cartonnés...................... 100 fr.

La physionomie chez l'homme et chez les animaux, dans
ses rapports avec l'expression des émotions et des sentiments, par le
major S. Schack. 1 vol. in-8, avec 154 figures............. 7 fr.

PATHOLOGIE INTERNE ET CLINIQUE MÉDICALE

TRAITÉ ÉLÉMENTAIRE DE PATHOLOGIE GÉNÉRALE

COMPRENANT

LA PATHOGÉNIE ET LA PHYSIOLOGIE PATHOLOGIQUE

Par le Dr H. HALLOPEAU

Agrégé à la Faculté de médecine, médecin de l'hôpital Saint-Louis.

2e édition. 1 vol. in-8, avec 145 figures.. 12 fr.

TRAITÉ PRATIQUE

DES MALADIES DU FOIE

Par le Dr Jules CYR

Médecin inspecteur des Eaux de Vichy.

1 vol. in-8 de 886 pages................... 12 fr.

CLINIQUE MÉDICALE

DE L'HOTEL-DIEU DE LYON

Par le Dr S. PERRET

Professeur à la Faculté de médecine de Lyon.

1 vol. in-8 de 800 pages.................. 8 fr.

Traité pratique et descriptif des maladies de la peau,
par A. HARDY, professeur à la Faculté de médecine de Paris. 1 vol.
lume grand in-8 de 1230 pages, avec figures. Cartonné..... 18 fr.

Dictionnaire de médecine, de chirurgie, de pharmacie,
de l'art vétérinaire et des sciences qui s'y rapportent, avec la syno-
nymie *grecque, latine, allemande, anglaise, italienne et espagnole.*
Seizième édition, mise au courant des sciences médicales et biolo-
giques et de la pratique journalière, augmentée de six nouveaux
glossaires, par E. LITTRÉ, membre de l'Académie française et de
l'Académie de médecine. 1 vol. gr. in-8 de 1880 pages à deux colonnes, avec 550 figures............................ 20 fr.

De l'albuminurie intermittente cyclique, ou maladie de
Pavy, par le Dr V. MERLEY. Gr. in-8................ 2 fr. 50

Sur les altérations tuberculeuses de la peau, par M. VALLAS.
Gr. in-8, 90 pages.............................., 2 fr.

Processus histologique de l'œdème pulmonaire d'origine
cardiaque, par HONNORAT. Gr. in-8...................... 3 fr.

Les médicaments du cœur. Étude de médecine expérimentale
de l'action de quelques médicaments sur le cœur isolé, par FAVEL.
Gr. in-8, 90 pages.. 2 fr.

Les anesthésies hystériques des muqueuses et les zones
hystérogènes des muqueuses, par LICHTWITZ. Gr. in-8, 182 p. 3 fr.

PATHOLOGIE EXTERNE ET CLINIQUE CHIRURGICALE

ENCYCLOPÉDIE INTERNATIONALE DE CHIRURGIE

ILLUSTRÉE DE FIGURES INTERCALÉES DANS LE TEXTE

Par GOSSELIN, VERNEUIL, DUPLAY, professeurs à la Faculté de médecine de Paris.
BOUILLY, P. SEGOND, NICAISE, ED. SCHWARTZ, G. MARCHANT,
PICQUÉ, chirurgien des hôpitaux de Paris.
OLLIER, PONCET, VINCENT, professeurs à la Faculté de médecine de Lyon.
POINSOT, POUSSON, chirurgiens des hôpitaux de Bordeaux.
MAURICE JEANNEL (de Toulouse), POISSON (de Nantes),
S. STRICKER, professeur à l'Université de Vienne.
ALLINGHAM, R. BARWELL, F. TRÈVES, etc., (de Londres).
H. MORRIS, TH. ANNANDALE, (d'Edimbourg).
J. ASHHURST, SOLIS COHEN, PACKARD, WHITE, etc. (de Philadelphie).
VAN BUREN, STURGIS, J. LIDELL, etc. (de New-York).
ANDREWS (de Chicago), FENWICK (de Montréal), etc., etc.

OUVRAGE COMPLET

7 volumes gr. in-8, comprenant ensemble 6,000 pages à 2 colonnes,
avec 2,768 figures intercalées dans le texte......... 122 fr. 50
Chaque volume se vend séparément................. 17 fr. 50

TOME I. **Pathologie chirurgicale générale**, par S. STRICKER (de Vienne), A. VERNEUIL (de Paris), VAN BUREN (de New-York), MANSELL MOULIN (de Londres), etc. — **Maladies chirurgicales infectieuses et virulentes**, par A. STILLÉ (de Philadelphie), M. JEANNEL (de Toulouse), WHITE et VAN HARLINGEN (de Philadelphie).

TOME II. **Chirurgie générale** : Diagnostic chirurgical, petite chirurgie, chirurgie opératoire, anesthésie et anesthésiques, arsenal de la chirurgie contemporaine, méthode antiseptique, pansement ouaté, amputations, chirurgie plastique, par BRINTON (de Philadelphie), GOSSELIN (de Paris), DEFONTAINE (de Paris), WATSON CHEYNE (de Londres), M. JEANNEL (de Toulouse), JOHN ASHHURST (de Philadelphie), G. POINSOT (de Bordeaux), etc. — **Maladies chirurgicales communes aux divers tissus organiques** : Abcès, fistules et phlegmon, contusions, plaies, plaies par armes à feu, ulcères, brûlures, effets du froid, gangrène, par H. MARSH (de Londres), TH. BRYANT (de Londres), CONNER (de Cincinnati), etc.

TOME III. **Peau, tissu cellulaire, bourses séreuses, muscles, lymphatiques, vaisseaux sanguins et nerfs**, par WHITE (de New-York), M. JEANNEL (de Toulouse), LIDELL (de New-York), R. BARWELL (de Londres), NICAISE (de Paris), etc.

TOME IV. **Os, articulations, résections et tumeurs**, par L. OLLIER, E. VINCENT, PONCET (de Lyon), PACKARD, ANDREWS, BARWELL, FENWICK, etc.

TOME V. **Tête, yeux, oreilles bouche, face, nez, dents, cou et rachis**, par MASSELON (de Paris), GUERDER, LEFFERTS, GERARD MARCHANT (de Paris), BRASSEUR, LIDELL, TRÈVES et M. JEANNEL (de Toulouse).

TOME VI. **Voies aériennes, thorax, seins**, par M. J. SOLIS COHEN, E. LE BEC (de Paris), T. ANNANDALE. — **Abdomen, rectum et anus** (parois, ombilic, péritoine, estomac, intestins, foie, rate, pancréas, reins, hernies, obstructions intestinales, hémorrhoïdes), par H. MORRIS, L. PICQUÉ (de Paris), ASHHURST et ALLINGHAM. — **Orthopédie**, par BARETTE (de Paris).

TOME VII. **Maladies de la vessie et de la prostate**, par REG. HARRISON. — **Maladies de l'urètre**, par S. DUPLAY (de Paris). — **Calculs urinaux et calculs vésicaux**, par A. POUSSON (de Bordeaux). — **Organes génitaux de l'homme**, par ED. SCHWARTZ (de Paris). — **Maladies des ovaires**, par POISSON (de Nantes). — **Tumeurs des ovaires**, par P. SEGOND (de Paris). — **Maladies de l'utérus**, par BOUILLY (de Paris). — **Maladies des organes génitaux externes de la femme**, par PICQUÉ (de Paris).

Grâce au concours des savants français et étrangers les plus illustres, cet important ouvrage a pu être entièrement achevé en moins de 4 années, et ses premiers comme ses derniers volumes sont exactement au courant des progrès de la science contemporaine. Il forme le traité le plus complet de pathologie externe et de médecine opératoire.

PRATIQUE DE LA CHIRURGIE DES VOIES URINAIRES

Par le Dr DELEFOSSE

Rédacteur en chef des *Annales des maladies des organes génito-urinaires*.

DEUXIÈME ÉDITION AUGMENTÉE D'UN APPENDICE

1 vol. in-18 jésus de ix-585 pages, avec 142 fig.   7 fr.

Précis d'ophthalmologie chirurgicale, par le Dr MASSELON, chef de clinique de M. DE WECKER. 1 vol. in-18 jésus, avec figures... 6 fr.
Tumeurs de l'ombilic, par le Dr Fr. VILLAR. Gr. in-8° de 156 p. avec 7 pl... 3 fr. 50
Traité pratique des maladies vénériennes, par le Dr Louis JULLIEN, lauréat de l'Académie de médecine et de l'Institut. *Deuxième édition.* 1 vol. in-8 de 1,271 p. avec 246 fig. cartonné........ 21 fr.

ACCOUCHEMENTS, MALADIES DES FEMMES

LA PRATIQUE DES MALADIES DES FEMMES

Par Th. A. Emmet

OUVRAGE TRADUIT SUR LA TROISIÈME ÉDITION

et annoté par **A. OLIVIER**, ancien interne des hôpitaux

Avec une préface par le professeur TRÉLAT

1 vol. gr. in-8, 860 pages avec 220 figures............ 15 fr.

Cours d'accouchements donné à la Maternité de Liège, par le Dr CHARLES. 2 vol. gr. in-8° de 1,030 p., avec 285 fig.   15 fr.
Leçons cliniques sur les maladies des ovaires, par le Dr T. GALLARD, médecin de l'Hôtel-Dieu. 1 vol. in-8 de 463 p., avec 47 fig... 8 fr.
De l'inflammation péri-utérine chronique avec épanchements latents de nature purulente, séreuse et hématurique, par ED. BLANC. Gr. in-8... 2 fr. 50
De l'action de l'eau chaude sous la forme d'injections sur l'utérus, pendant la grossesse et pendant le travail de l'accouchement, par Léon GAUVRY, externe des hôpitaux. 1 vol. in-8, 190 pages... 4 fr.

HYGIÈNE ET MÉDECINE LÉGALE

LA PROSTITUTION A PARIS

Par A. CORLIEU

1 vol. in-16 de 125 pages............ 2 fr.

LA FOLIE ÉROTIQUE

Par B. BALL

Professeur à la Faculté de médecine
Membre de l'Académie de médecine de Paris, médecin des Hôpitaux.

1 vol. in-16 de 160 pages. (*Petite Bibliothèque médicale.*) · 2 fr.

ÉTUDE MÉDICO-LÉGALE SUR LES BLESSURES PRODUITES

PAR LES ACCIDENTS DE CHEMIN DE FER

Par le Docteur Ch. VIBERT

1 vol. in-8, 118 pages................ 3 fr. 50

Étude médico-légale sur l'alcoolisme. Des conditions de la responsabilité au point de vue pénal chez les alcoolisés, par le Dr Victor VÉTAULT. 1 vol. gr. in-8 de 237 pages............... 4 fr.

Examen bactériologique des eaux naturelles, par R. MALPERT-NEUVILLE. In-8, avec 32 figures...................... 2 fr.

Traité d'hygiène militaire, par G. MORACHE, directeur du Service de santé du 18ᵉ corps d'armée. *Deuxième édition.* 1 vol. in-8 de VIII-926 pages, avec 173 figures.................... 15 fr.

Les hôpitaux. Construction et organisation, par le D^r Ed. COWLES, traduit de l'anglais par M. CHALEIX. In-8, 60 pages avec 5 fig... 2 fr.

Le tabac et l'absinthe, leur influence sur la santé publique, sur l'ordre moral et social, par le Dr P. JOLLY. *Deuxième édition.* 1 vol. in-18 jésus de 216 pages.................................. 2 fr.

Annales d'hygiène publique et de médecine légale, Directeur de la rédaction, le Dr P. BROUARDEL, professeur de médecine légale à la Faculté de médecine de Paris. Prix de l'abonnement annuel : Paris, 22 fr. — Départements, 24 fr. — Union postale, 25 fr.

Recueil des travaux du comité consultatif d'hygiène publique. Année 1887. Tome XVI, 1 vol. in-8............ 10 fr.

PHYSIQUE ET CHIMIE

NOUVEAU DICTIONNAIRE DE CHIMIE

Comprenant

LES APPLICATIONS AUX SCIENCES, AUX ARTS, A L'AGRICULTURE ET A L'INDUSTRIE
A L'USAGE DES INDUSTRIELS, DES FABRICANTS
DE PRODUITS CHIMIQUES, DES AGRICULTEURS, DES MÉDECINS, DES PHARMACIENS
DE LABORATOIRES MUNICIPAUX, DE L'ÉCOLE CENTRALE
DE L'ÉCOLE DES MINES, DES ÉCOLES DE CHIMIE, ETC.

Par E. BOUANT

1 vol. in-8 d'environ 1100 pages à 2 col., avec 300 fig. 25 fr.

En vente : fascicules I et II, 480 p. à 2 col. avec 165 fig. 10 fr.

MATIÈRE MÉDICALE, THÉRAPEUTIQUE, PHARMACIE

TRAITÉ DE ZOOLOGIE MÉDICALE
Par Raphaël BLANCHARD
Professeur agrégé à la Faculté de médecine de Paris.

1 vol. in-8 de 890 pages, avec 325 figures.......... 12 fr.

NOUVEAUX ÉLÉMENTS DE MATIÈRE MÉDICALE
comprenant
L'HISTOIRE DES DROGUES SIMPLES D'ORIGINE ANIMALE ET VÉGÉTALE
LEUR CONSTITUTION, LEURS PROPRIÉTÉS ET LEURS FALSIFICATIONS

Par D. CAUVET
Professeur à la Faculté de médecine de Lyon.

2 vol. in-18 jésus, avec 800 fig............... 15 fr.

Traité de thérapeutique médicale, ou Guide pour l'application
des principaux modes de médication thérapeutique au traitement
des maladies, par le Dr A. FERRAND, médecin des hôpitaux. *Deuxième
édition* contenant un *formulaire des médicaments nouveaux.* 1 vol.
in-18 jésus de 902 pages, cart........................... 9 fr.

Nouveaux éléments de pharmacie, par A. ANDOUARD, professeur à l'Ecole de médecine de Nantes. *Troisième édition,* revue et
augmentée. 1 vol. in-8 de 950 pages, avec 150 fig.......... 16 fr.

Formulaire officinal et magistral, international, comprenant environ 4,000 formules tirées des Pharmacopées légales de la
France et de l'étranger ou empruntées à la pratique des thérapeu-
tistes et des pharmacologistes, avec les indications thérapeutiques,
les doses des substances simples et composées, le mode d'adminis-
tration, l'emploi des médicaments nouveaux, etc., suivi d'un mémorial
thérapeutique. *Quatrième édition,* en concordance avec le Codex
medicamentarius de 1884 et le Formulaire des hôpitaux militaires
de 1884. 1 vol. in-18 de XVI-1,044 pages, cart............ 6 fr. 50

ART VÉTÉRINAIRE ET AGRICULTURE

Traité de zoologie agricole, comprenant des éléments de pisci-
culture, d'apiculture, de sériciculture, d'ostréiculture, etc., par P.
BROCCHI, maître de conférences à l'Institut national agronomique.
1 vol. in-8°, 984 pages avec 695 figures, cart............. 18 fr.

Le Cheval, extérieur, régions, pied, proportions, aplombs, allures,
âge, aptitudes, robes, tares, vices, vente et achat, examen critique
des œuvres d'art équestre, etc. ; structure et fonctions ; situation,
rapports, structure anatomique et rôle physiologique de chaque
organe ; races : origine, divisions, caractères, production et amélioration, planches par E. CUYER, professeur à l'Ecole des Beaux-Arts,
texte par E. ALIX, vétérinaire de l'armée. 1 vol. gr. in-8, avec atlas
de 16 pl. coloriées, découpées et superposées, 2 vol. cart... 60 fr.

La ladrerie des bêtes bovines et le ténia inerme de l'homme
(Observations recueillies en Tunisie), par E. ALIX, in-8, 56 p. 2 fr.

SCIENCES NATURELLES

LES PLANTES DES CHAMPS ET DES BOIS

EXCURSIONS BOTANIQUES : *Printemps, Été, Automne, Hiver*

Par G. BONNIER

Professeur à la Faculté des Sciences de Paris.

1 vol. in-8, avec 873 figures et 30 planches dont 8 en couleur.

Broché... 24 fr. | Cartonné... 26 fr. | Relié... 28 fr.

A.-E. BREHM

MERVEILLES DE LA NATURE

LES POISSONS & LES CRUSTACÉS

Édition française

Par E. SAUVAGE et J. KUNCKEL D'HERCULAIS

1 vol. in-8 de 800 p., avec 20 pl. et 700 figures........ 11 fr.

Paléoethnologie. De l'antiquité de l'homme dans les Alpes-Maritimes, par Émile RIVIÈRE. Planches en chromolithographie par J. Pilloy. Gravures sur bois par Guzman. 1 vol. in-4 de 336 p. avec 96 fig. et 24 pl. en chromolithographie. Cart. 65 fr.

Guide du botaniste herborisant. Conseils sur la récolte des plantes, la préparation des herbiers, l'exploration des stations des plantes phanérogames et cryptogames et les herborisations, par VERLOT. 3e *édition*. 1 vol. in-18, 764 pag. avec fig. Cart. 6 fr.

Manipulations de botanique. Guide pour les travaux d'histologie végétale, par le Dr Paul GIROD, maître de conférences à la Faculté des sciences de Clermont-Ferrand. In-8 avec 20 planches... 7 fr.

Altas Manuel de botanique. Illustrations des familles et des genres de plantes phanérogames et cryptogames, avec le texte en regard, par J. DENIKER. 1 vol. in-4 de 400 pages, avec 200 planches comprenant 3300 figures, cart........................ 30 fr.

Du Spitzberg au Sahara. Etapes d'un naturaliste au Spitzberg, en Laponie, en Ecosse, en Suisse, en France, en Italie, en Orient, en Egypte et en Algérie, par Ch. MARTINS, professeur à la Faculté de Montpellier. 1 vol. in-8, XVI-620 pag. avec 16 pl.......... 10 fr.

Archéologie préhistorique. La Tène, un oppidum helvète, par Victor Gross. 1 vol. in-4 de 62 pages, avec fig. et 13 planches en phototypie, figurant 260 objets. Cart..................... 8 fr.

Embryologie de l'œuf du ver à soie, par E. de PLAGNIOL. 2 brochures in-8° avec planche....................... 3 fr.

ENVOI FRANCO CONTRE UN MANDAT POSTAL

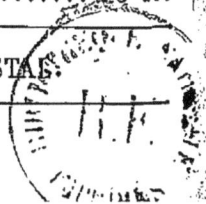